AF401661

MANUEL PRATIQUE

ET SIMPLIFIÉ

D'ANALYSE DES URINES

ET AUTRES

SÉCRÉTIONS ORGANIQUES

PAR

Ernest LIOTARD, O. I. ❀

Docteur en Médecine à Nice

Ancien interne des Hôpitaux
Pharmacien de 1ʳᵉ classe, Chimiste (Lauréat)
Membre national de la Société thérapeutique de Paris
Membre du Conseil départemental d'Hygiène
Membre des Sociétés chimiques de Paris et Londres
Membre correspondant de la Société pharmaceutique de Moscou
Prix Brassac, 1901. Lauréat du prix Lefranc, 1905 (Pharm. Cent. de France)

TROISIÈME ÉDITION

Revue et augmentée, avec figures dans le texte

PARIS

A. MALOINE, ÉDITEUR

25-27, RUE DE L'ÉCOLE-DE-MÉDECINE, 25-27

—

1908

MANUEL PRATIQUE ET SIMPLIFIÉ

D'ANALYSE DES URINES

ET AUTRES

SÉCRÉTIONS ORGANIQUES

OUVRAGES DU MÊME AUTEUR

Manuel de Pharmacologie clinique (rapport favorable de l'Académie de Médecine). Société d'éditions scientifiques, 4 rue Antoine-Dubois, Paris.

Les Huiles essentielles (1re partie).

Les Essences antiseptiques (2e partie).

Ntce : climat, hygiène (3e édition).

Études sur les Tœnifuges végétaux.

Notes de Chimie et de Matière médicale.

Contribution à l'étude de l'Urologie clinique.

MANUEL PRATIQUE

ET SIMPLIFIÉ

D'ANALYSE DES URINES

ET AUTRES

SÉCRÉTIONS ORGANIQUES

PAR

Ernest LIOTARD, O. I.

Docteur en Médecine à Nice

Ancien interne des Hôpitaux
Pharmacien de 1re classe, Chimiste (Lauréat)
Membre national de la Société thérapeutique de Paris
Membre du Conseil départemental d'Hygiène
Membre des Sociétés chimiques de Paris et Londres
Membre correspondant de la Société pharmaceutique de Moscou
Prix Brassac, 1904. Lauréat du prix Lefranc, 1905 (Pharm. Cent. de France)

TROISIÈME ÉDITION

Revue et augmentée, avec figures dans le texte

PARIS

A. MALOINE, ÉDITEUR

25-27, RUE DE L'ÉCOLE-DE-MÉDECINE, 25-27

1908

INTRODUCTION A LA TROISIÈME ÉDITION

Les deux premières éditions de ce **Manuel d'analyse** ont été épuisées. La faveur avec laquelle ce livre a été accueilli, prouve qu'il répondait a un besoin. En le publiant j'avais surtout eu pour but de faire œuvre utile ; aussi suis-je heureux de constater ce succès.

Je ne livre cette nouvelle édition au public médical pharmaceutique et aux chimistes qu'après l'avoir revue, augmentée et améliorée, autant que j'ai pu.

Voici d'ailleurs le résumé de l'opinion de la presse scientifique sur la 1re édition ; c'est le meilleur éloge qui puisse en être fait.

Nice Médical n° 7 *(avril 1897)*.

Ce livre éminemment pratique est l'œuvre de M.le Dr E. Liotard, pharmacien-chimiste à Nice. Il dénote chez l'auteur une connaissance approfondie du sujet qu'il traite, et est, par suite, appelé à rendre de journaliers services à tous ceux, et ils sont aujourd'hui nombreux, qui ont incessamment besoin d'avoir recours à l'analyse chimique. Il a été accueilli avec la plus grande faveur par la Presse Scientifique, et pour ne pas être accusé de bienveil-

lance exagérée, nous croyons ne pouvoir mieux faire que de reproduire les quelques lignes critiques qui lui ont été consacrées par le Journal des Connaissances Médicales, *de M. le professeur Cornil, dans le N° 14 du 8 avril 1897.*

« Ainsi que l'explique clairement M. le Dr Liotard dans son avant propos, ce manuel répond exactement aux desiderata des praticiens : médecins, pharmaciens, chimistes et étudiants, qui, a côté des ouvrages complets mais volumineux et diffus, ont besoin d'un aide-mémoire, d'un compendium court, méthodique et précis. Le livre de M. Liotard remplit pleinement le but proposé, sans que toutefois l'exactitude y ait été sacrifiée à la brièveté.

« La majeure partie de cet ouvrage est consacrée à l'étude des divers procédés d'analyse des urines. En particulier on a décrit le procédé de détermination de l'azote total, afin de permettre le calcul du coefficient d'oxydation urinaire.

« Toutes les autres sécrétions sont ensuite traitées avec tout le développement qu'elles nécessitent.

« L'auteur a particulièrement mis son ouvrage au courant de toutes les données scientifiques actuellement admises.

« C'est plus qu'un livre utile, c'est un livre nécessaire. »

Journal des Praticiens (12 juin 1897)..... Volume pratique, où ne sont décrits que les procédés les plus rapides, d'une façon très claire et très courte.

Journal de Pharmacie et de Chimie (15 juin 1897)..... M. Liotard s'est proposé de faire et a fait un livre pratique ; sous une forme simple, courte et claire.

Compte rendu extrait du **Journal de l'indépendance Médicale** de Paris, numéro du 29 Novembre, 1899 sur le **Manuel d'analyses des urines** et autres secrétions par le Dr E. Liotard pharmacien de 1er classe, médecin-chimiste à Nice.

« Il n'y a plus à faire l'éloge de ce manuel d'analyse, dont la 1re édition s'est vendue dans un an, fait peut être unique pour un ouvrage de cette nature. C'est dire qu'il a été accueilli avec une très grande faveur par le monde médical et pharmaceutique. De nombreux emprunts ont été faits, d'ailleurs, par divers auteurs, à cet ouvrage.

Cela explique la parfaite connaissance des questions traitées par le Dr. Liotard, que ses ouvrages classent au 1re rang des chimistes et urologistes.

Le *« Journal des Connaissances médicales »*. de M. le professeur Cornil, termine le compte rendu de cet ouvrage par la phrase suivante qui résume tout: *C'est plus qu'un livre utile, c'est un livre nécessaire.*

J'ose espérer qu'il sera fait un égal bon accueil à la présente édition.

Dr Ernest Liotard.

Les quelques ouvrages de Chimie clinique *qui ont pu être édités jusqu'à ce jour sont trop théoriques et trop complets. Il y avait donc nécessité de publier un ouvrage sous une forme claire et pratique. Le* MANUEL *que nous présentons aux lecteurs sera par suite d'une grande utilité aux médecins, pharmaciens, chimistes et étudiants.*

Pour les recherches et les dosages, il n'a été décrit que les procédés les plus rapides et offrant les garanties d'exactitude, autant que cela a été en notre pouvoir.

De plus, le temps faisant souvent défaut ; nous croyons qu'il est bon d'avoir une étude simple, courte, sans exposer le lecteur à se perdre dans des détails sans fin et trop complexes.

Nous traiterons d'abord de l'urine en faisant connaître le procédé de détermination de l'azote total pour permettre de calculer le rapport azoturique.

Nous parlerons ensuite de la bile *du* sang, *du* pus, *du* chyle, *de la* lymphe ; *des* calculs *urinaires et biliaires, du* sperme. leucomaïnes, sérosités, kystes, salive, rhinolithes, lait *chez la femme,* sucs *gastrique et pancréatique.*

Voici les nouvelles données mentionnées : Hyper acidité, hypoacidité ; hyperchlorhydrie, hypochlorhydrie ; hyperchlorurie, hypochlorurie ; phosphaturies absolue et relative ; glycosurie alimentaire, albuminurie physiologique, sulfaturie, tensions superficielles.

Nous donnerons pour chaque sujet un aperçu microscopique : qui sera d'une grande utilité pour contribuer aux déterminations pathologiques et être ainsi un important auxiliaire du médecin.

Dr E. L.

ANALYSE DES URINES

CHAPITRE PREMIER

URINE

NOTIONS PRÉLIMINAIRES

En faisant l'analyse des urines l'on se propose :

1º De rechercher les éléments normaux et anormaux.

2º De doser ces mêmes éléments.

Une fois les *quantités* des éléments *normaux* connues, il faut, pour en tirer une conclusion, pouvoir comparer ces quantités avec celles que l'on trouverait chez un sujet *sain*, de même *âge* et ayant le même *poids corporel*. On aura ainsi les *données normales*. On sait, en effet, que tous les éléments organiques sécrétés varient suivant l'âge et qu'ils sont en relation avec le poids du corps. Un sujet jeune, en pleine activité vitale, doit nécessairement éliminer des produits *physiologiques* en plus grande quantité qu'un vieillard dont les fonctions organiques ont tendance à se ralentir. Par suite, un enfant doit éliminer plus qu'un adulte. C'est ce que Bretet a constaté le premier pour l'urée et que d'autres chimistes ont depuis confirmé.

Il en résulte que la connaissance de l'*âge* est une des données importantes. Cette donnée n'est pas suffisante ; il faut encore connaître le *poids* et la *taille* ; car, il est évident que de deux individus du même âge, celui qui sera le plus grand et qui aura aussi le poids le plus élevé éliminera davantage que l'autre.

Le poids du corps s'obtient directement par la bascule et en appliquant les formules suivantes de Peyraud, établies en fonctions de l'âge et de la taille.

$$P = \frac{4 \times t}{10} - \frac{30 - A}{2}$$

$t =$ taille. $A =$ âge.

De 30 à 60 ans :

$$P = \frac{4 \times t}{10} + \frac{A - 30}{2}$$

Au-dessus de 60 ans :

$$P = \frac{4 \times t}{10} - \frac{A - 60}{2}$$

Le poids obtenu d'après ces formules est désigné sous le nom de *poids théorique* ; on peut aussi l'appeler *poids calculé*, tandis que le poids indiqué par la bascule sera le *poids réel*. Quand on connaîtra le *poids réel* et le *poids calculé*, on pourra faire la somme et prendre la moyenne, on aura ainsi le *poids rationnel* qui se rapprochera le plus de la vérité.

Nous admettons le poids humain moyen égal à 60 kilogrammes pour l'âge adulte. M. Dujardin-

Beaumetz le suppose de 65 kilogrammes et M. Gautrelet de 64 kilogrammes. Nous choisissons 60 pour les motifs suivants : Les coefficients urologiques multipliés par 64 ou 65 donnent des résultats trop forts. Exemple :

$65 \times 0,01 = 0,65$ pour l'acide urique.

$65 \times 0,45 = 29,25$ pour l'urée.

Or, il est démontré d'après les nombreuses analyses faites que 0 gr. 65 et 29 gr. 25 sont des chiffres qui représentent plutôt des maximums que des moyennes.

Les quantités que nous admettons comme moyennes et figurant dans le tableau, sont représentées par des nombres simples. Enfin, les multiplications par 60 sont plus commodes et donnent des nombres qui ne sont généralement pas fractionnaires.

Composition de l'urine normale.

(ADULTE)

Par rapport à un sujet de 60 kilogrammes (poids moyen).

Volume moyen 1440 cmc. Acidité exprimée en $SO^4H^2 = 1,80$	Quantités moyennes	
	Par litre	Par 24 h.
	gr.	gr.
Éléments dissous	35 50	50 00
Matières organiques	25 75	37 00
Matières minérales	9 00	13 00
Chlorure de sodium	7 50	11 00
Urée	18 75	27 00
Acide urique	0 40	0 60
Acide phosphorique	2 00	3 00
Sulfates (en SO^4H^2)	2 00	3 00
Azote de l'urée	8 75	12 50
Azote total	10 75	15 50

De ces quantités on pourra déduire les coefficients urologiques par litre et par 24 heures en divisant chaque nombre par 60 ; d'après la proportion suivante :

$$\frac{60}{1} = \frac{27}{x} \quad \text{d'où} \quad x = \frac{27}{60} = 0 \text{ gr. } 45$$

coefficient de l'urée pour 24 heures.

En faisant le même calcul on divisera le poids de l'urée par litre, et l'on aura le coefficient urologique par litre,

$$\frac{18,75}{60} = 0,312.$$

En procédant ainsi pour chaque élément on établit le tableau suivant :

UNITÉS UROLOGIQUES (adultes)	Par litre	Par 24 h.
Éléments dissous	0,591	0,833
Matières organiques	0,429	0,616
Matières minérales	0,150	0,216
Chlorure de sodium.................	0,125	0,183
Urée...............................	0,312	0,450
Acide urique.......................	0,006	0,010
Acide phosphorique.................	0,033	0,050
Sulfates	0,033	0,050

Pour obtenir les normales des éléments urinaires (pour chaque sujet) *il faut multiplier ces unités urologiques par le poids du corps (rationnel).*

Ces données urologiques étant établies, il sera possible de traduire par une courbe graphique les résultats des analyses. Pour chaque analyse on pourra faire :

1º Une *courbe normale* par rapport au poids, à l'âge et à la taille de l'individu.

2º Une *courbe réelle* d'après les résultats de l'analyse.

On aura alors un tableau schématique, que le médecin pourra consulter comme celui des températures; et se faire en quelques secondes une idée exacte de la situation morbide de son patient.

Dans le tableau schématique que nous employons, la 1ʳᵉ colonne verticale contient une échelle partant de 0 à 35, ces nombres et les intermédiaires représentent en grammes, décigrammes, centimètres cubes, la quantité réelle de chaque élément ; suivant qu'il est solide, liquide et gazeux.

Le *besoin d'une figuration schématique simple et rationnelle se faisait sentir* ; aussi cette question a été mise à l'ordre du jour du Congrès International de chimie qui s'est tenu à Paris du 27 juillet au 6 août (1896). Nous croyons avoir résolu le problème de la manière la plus compréhensible.

Nous admettons 1, 019 comme chiffre représentant la densité moyenne.

Au schéma, les éléments sont représentés de la manière suivante :

L'acide urique...................... en décigramme
Les chlorures...................... en gramme.
L'urée...................... en gramme.
L'acide phosphorique............ en gramme.
La densité par les deux derniers chiffres de droite.

Le volume sera représenté en centièmes de centimètre cube. C'est-à-dire qu'il faudra multiplier le chiffre de la première colonne de gauche par 100 pour avoir le volume réel.

Quand une urine contiendra de l'albumine et du sucre, ces éléments y figureront en grammes.

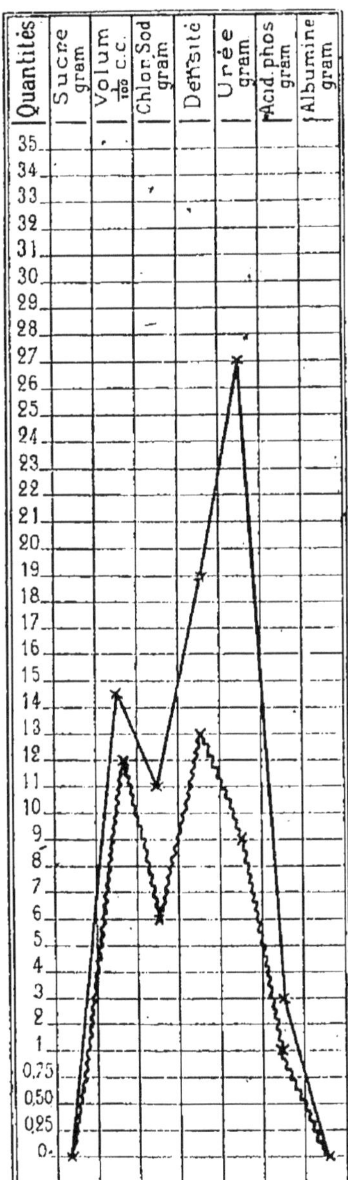

Tableau II

Schéma graphique des éléments essentiels

Urine de Cancéreux (Larynx) résultat des 24 heures.

——————— tracé de l'urine normale

~~~~~~~~~ tracé de l'urine cancéreuse examinée.

Acide phosphor..   1 gr.

Chlorure sodium.   6 gr.

Urée..............   9 gr.

Densité 1.013

Volume..........   1,200 cc.
~~~~~~~~~

Comme on le voit d'après les tracés, dans la diathèse cancéreuse, la quantité des éléments urinaires est au-dessous de la normale.

Avant de commencer une analyse d'urine, il est bon de connaître les médicaments qui peuvent avoir été pris par le malade ; beaucoup d'entre eux faussent les résultats.

Voici d'après M. Carles les précautions à prendre pour recueillir les urines qui doivent être analysées. (Répert. pharmac.).

1º A 7 heures du matin vider la vessie et rejeter l'urine obtenue.

2º A partir de ce moment, recueillir, dans un même vase bien rincé et recouvert, les *urines des 24 heures* jusques et y compris celle qui sera dans la vessie, le lendemain à 7 heures ; tenir le vase en lieu frais.

3º Mesurer la totalité de la sécrétion de ces 24 heures, exemple : 1 litre un quart, 1 litre et demi ; bien mélanger toutes les les parties déposées et prélever, sur l'ensemble, demi litre environ d'échantillon.

4º Marquer sur cette bouteille le volume de l'émission des 24 heures. La connaissance du volume de cette sécrétion est fort importante ; le fait suivant, pris au hasard, va en fournir la preuve. Voici un malade qui, le 1er juillet, émettait par 24 heures, 3 litres d'urine renfermant chacun 15 grammes de glucose, soit 45 grammes par 24 heures.

Le 15 juillet, ce même malade sécrétait, par 24 heures, 2 litres d'urine à 18 grammes par litre. En tenant compte de la proportion par litre, le sucre paraissait avoir augmenté, tandis qu'en réalité il avait diminué, puisque la proportion par 24 heures était la première fois 15 × 3 = 45 grammes tandis que la seconde fois elle restait 18 × 2 ou 36 grammes.

En conséquence le recueil de la totalité des urines et leur mélange sont d'une nécessité absolue.

MODÈLE DE RESULTAT D'ANALYSE D'URINE (1)

ANALYSE D'URINE POUR M...

D'après les indications du D...

Volume des 24 heures..	1.400 à 1.500 cc.	Poids:
Couleur	jaune citrin	Age :
Aspect.................	transparent	Taille:
Dépôt.................	nul ou presque nul	
Consistance...........	fluide	
Réaction..............	franch' acide	
Densité...............	1.017 à 1.022	
Tension superficielle....		
Acidité en HCl.........		

Eléments anormaux.

Sucre ....
Albumine.............
Albumose ....
Peptones ....
Acétone ....
Acide diacétique........
Urobiline.............
Bile ....
Sang ....
Réact. d'auto-intoxicat.

(1) *Ce tableau accompagnera un schéma graphique.*

Eléments normaux.

	Moyennes par litres	Moyennes p. 24 heur**	
Urée	18 gr. 75	27 gr.	
Acide urique............	0 . 40	0	60
Acide phosphorique.....	2	3	
Acide sulfurique........	2	3	
Chlorure de sodium	7 50	11	
Eléments dissous........	35 50	50	
Matières organiques....	25 75	37	
Matières minérales.....	9	13	

Rapport phosphaturique normal 12 p. 100 =

Urine des enfants.

Comme nous l'avons déjà vu, un enfant éliminine plus qu'un adulte. L'on ne peut donc pas se servir des mêmes unités ou coefficients urologiques. Nous ne donnerons que les unités relatives aux 24 heures qui sont les seules nécessaires.

Pour obtenir les quantites des éléments que doit éliminer un enfant ; il suffira de multiplier le nombre qui représente le poids du corps par les unités urologiques données dans le tableau ci-dessous.

UNITÉS UROLOGIQUES (enfants)	Par 24 heures
Éléments dissous.........................	1,30
Matières organiques.....................	0,75
Matières minérales......................	0,55
Chlorure de sodium......................	0,33
Urée....................................	0,60
Acide urique............................	0,011
Acide phosphorique......................	0,053

Rapports entre le poids et la taille.

Hommes		Femmes	
Mesure	Poids en kilos	Mesure	Poids en kilos
1 57	57	1 46	44 1/2
1 595	60 1/2	1 49	46 1/2
1 620	63	1 52	48
1 645	64 1/2	1 54	50
1 668	65 1/2	1 57	51 1/2
1 694	67	1 59	55
1 710	70 1/2	1 63	58
1 746	73 1/2	1 65	62
1 770	76 1/2	1 67	63
1 796	79	1 69	67
1 825	80 1/2	1 71	71 1/2
1 850	85		

	ENFANTS	
Age	Poids en kilogrammes	
	Garçons	Filles
5 ans	22 1/2	18
6 —	24 1/3	19 1/2
7 —	26	22
8 —	27	23 1/2
9 —	29 1/2	26
10 —	31 1/2	28
11 —	33	32
12 —	36	35
13 —	38	40 1/2
14 —	44	44 1/2
15 —	45	44 à 45 1/2

Éléments normaux.

Urée	Phosphates
Acides urique et hippurique	Sulfates
Chlorures	Oxalates

Eléments anormaux de l'urine.

Albumine	Matières grasses
Globuline	Chyle-lymphe
Peptones	Acétone
Glucose	Indican
Bile	Cholestérine
Sang	Cystine
Mucus	Xanthine

Caractères généraux

L'urine est un liquide excrémentitiel séparé du sang par les reins et destiné à être chassé de l'organisme. Elle renferme des substances inorganiques et organiques azotées ou non. Toute urine normale est limpide au moment de l'émission ; elle se trouble en refroidissant, ce trouble augmente d'autant plus que l'urine est plus ancienne. Quand ce trouble provient de l'urate de soude, l'urine se clarifie difficilement par filtration mais elle s'éclaircit à chaud. D'autres fois le trouble est dû aux phosphates, l'acide acétique le dissout. L'urine peut être trouble au moment où elle est émise, ce trouble peut être dû à des matières organiques (pus, sang, épithelium, matières grasses) ou bien à des sels.

L'acide azotique va les différencier, il se formera de l'acide carbonique et le liquide s'éclaircit; le trouble était dû à des carbonates terreux. Ce trouble se montre au moment de la digestion. Si le trouble est dû à des matières organiques, l'acide nitrique l'augmentera au contraire surtout si l'on chauffe ; s'il y a des urates, ils seront dissous.

Il peut y avoir phosphaturie, pyurie, chylurie, hématurie, hémoglobinurie.

Volume

Un adulte en bonne santé secrète, d'après plusieurs auteurs, 1 centimètre cube d'urine par heure et par kilogramme du corps. Nous aurons donc le volume moyen en multipliant le poids du corps moyen 60 par 24 = 1440 c c m.

L'urine peut être supprimée : *anurie* ; abondante, *polyurie*, moins abondante; *oligurie*.

Le volume de l'urine émis est très variable ; il est maximum après les repas, minimum pendant la nuit ; les boissons les augmentent nécessairement.

Il y a *polyurie* ou urine abondante dans le diabète sucré ou insipide, dans les affections nerveuses : notamment l'hystérie ; l'hypertrophie cardiaque, le rhumatisme ; certains traumatismes cérébraux ; la polyurie psychique, néphrite interstitielle.

L'oligurie se montre dans les maladies inflammatoires ; dans les états fébriles aigus ; dans l'hydropisie, la fièvre des maladies infectieuses ; la néphrite épithéliale, la dégénérescence amyloïde du rein ; congestions rénales, pleurésie, pneumonie.

Anurie. — Certaines maladies où il y a oligurie en s'aggravant peuvent donner naissance à l'anurie, l'urémie par exemple.

L'anurie se rencontre surtout chez les sujets ayant des calculs urinaires ; chez ceux qui ont un rétrécissement du canal, chez les prostatiques.

Elle a surtout pour cause le non fonctionnement des reins.

Un *enfant* élimine en moyenne 28 cmc. 5 par kilogramme et par heure.

Détermination du volume. — Connaissant le poids et la densité, on déterminera le volume au moyen de la formule $V = \dfrac{P}{D}$ dans le cas où l'on ne pourrait la mesure.

La composition de l'urine variant à tous les moments de la journée, il est nécessaire de recueillir toutes les urines des 24 heures et bien les mélanger pour avoir les résultats moyens.

Extrait sec.

La quantité des *matières dissoutes* constitue l'extrait sec, qui varie de 34 à 37 grammes par litre et de 48 à 52 grammes dans les 24 heures ou en moyenne 50 grammes.

On obtient l'extrait sec en faisant évaporer un volume connu d'urine dans une capsule au bain-marie 3 heures environ ; puis dans une étuve à eau pendant le même laps de temps.

Il faut opérer sur de l'urine préalablement agitée

dans le cas où il y aurait du dépôt, de manière que celui-ci soit uniformément disséminé dans le liquide.

Quand les quantités de résidus fixes descendent à 30 grammes par 24 heures, c'est une preuve d'état grave (appauvrissement organique, choléra).

Cendres.

Les cendres ou résidu minéral s'obtiennent en calcinant l'extrait sec à la lampe à alcool, dont la flamme est moins vive que celle d'un bec Bunsen. Pour brûler la matière organique, il est bon de projeter une pincée d'azotate d'ammoniaque, qui est entièrement volatil sans résidu. Ne pas trop chauffer de peur qu'il n'y ait déperdition de chlorures.

Les cendres sont représentées en moyenne par 9 grammes par litre et 13 grammes par 24 heures.

Matières organiques.

On a le poids des matières organiques en faisant la soustraction du poids des cendres de celui de l'extrait sec, obtenu comme il a été dit.

La quantité moyenne normale est de 25 à 27 grammes par litre et de 36 à 38 grammes par 24 heures.

Couleur.

La couleur de l'urine normale est jaune ambrée ; elle marche généralement de pair avec la densité ; cette couleur dans les autres urines peut varier jusqu'au jaune rouge. Cette coloration est en rapport avec la destruction plus ou moins grande des globules sanguins dans l'organisme. La couleur jaune est due à la présence de l'*urochrome* provenant de l'hémoglobine du sang.

La *bilirubine* lui communique une couleur orange et la *biliverdine* une couleur verte. Les urines sont colorées en vieil acajou par l'*urobiline* ; cette coloration pour certains auteurs serait pathognomonique d'une altération de la cellule épathique. En rouge ou rouge brun quand elles contiennent du sang (hématurie), de l'hémoglobine (homoglobinurie), ou de l'*indogène* (Indoxylsulfate de potasse).

La créosote peut donner, ainsi que l'acide phénique, une urine noire.

La rhubarbe, le séné et la santonine lui donnent une coloration jaune foncée tournant au rouge par les alcalis. (Voir plus loin, médicaments dans l'urine.)

Dans les névroses, l'urine est presque incolore, de même que dans les autres cas de polyurie. Elle est jaune foncée, après un repas copieux ou une fatigue musculaire, comme dans l'emploi exagéré du vélocipède.

Les urines peuvent être blanchâtres (voir urines chyleuses et graisseuses).

Urine rouge. — Voici les caractères de cette urine dont la couleur rouge n'était due à aucun médicament ; par conséquent pas au pyramidon.

C'était une malade du service de médecine femme à l'hôpital de Nice ; absence de pigments billiaires.

J'ai trouvé :

Densité.............	1.019
Urée	24 grammes par litre
Albumine	présence petite quantité
Bile	absence
Sang	absence
Tension superficielle	4,35
Caractères	d'auto-intoxication

Cette coloration n'était pas influencée par le sous-acétate de plomb ; l'urine filtrée avait la même intensité de couleur rouge. Quinze jours après, j'obtenais :

Densité......................	1,020
Urée........................	13 grammes
Albumine....................	présence
Caractères..................	d'intoxication moindres

Les cas d'urine rouge dont la couleur n'est due ni au sang, ni à l'hémoglobine, ni à un médicament, sont rares. Comme le prouvent mes deux examens, l'urine offre tous les caractères d'infection ou d'auto-intoxication. De plus, l'urine était émise avec sa couleur rouge ; celle-ci ne se formait pas après comme dans les cas d'alcaptonurie. Elle n'est pas due non plus à l'acide rubazonique produit de transformation du pyramidon, puisque ce médicament n'a pas été pris. Je pencherais plutôt à croire que par suite des fermentations intestinales (comme le prouvent mes réactions), l'alcapeptone aurait rougi avant l'émission. La malade était traitée comme rhumatisante.

Densité.

En faisant la moyenne des densités maxima et minima admises par divers auteurs, nous trouvons 1.019, que nous adoptons comme chiffre de la densité moyenne. A la suite d'ingestion d'une grande quantité d'eau et dans les cas de polyurie, la densité peut descendre jusqu'à 1.002 ; les vieillards ont une urine à faible densité. Pendant l'été, par suite de transpiration, la densité peut aller jusqu'à 1.035 ; il y a aussi augmentation à la suite de surmenage musculaire. L'urine du matin et celle des repas ont une forte densité. L'urine des enfants a 1.021 pour densité moyenne.

On détermine la densité avec un densimètre spécial nommé *uromètre*, les plus employés sont ceux de Bouchardat et de Nieman. On sait que toutes choses étant égales, la densité est en raison inverse de la température ; il y a donc lieu de faire subir une correction aux résultats donnés par les uromètres. A cet effet, Bouchardat a dressé le tableau suivant.

Avec l'uromètre Bouchardat il faut plonger en même temps un thermomètre dans l'urine, pour avoir la température de ce liquide au moment de la détermination de la densité pour faire la correction correspondante.

L'uromètre Nieman est plus commode, il porte en effet un thermomètre dans l'intérieur de la tige, c'est le mercure de ce thermomètre qui sert de lest à l'appareil.

Températures	Urines non sucrées	Urines sucrées
10	— 0,5	— 0,8
11	— 0,4	— 0,7
12	— 0,3	— 0,6
13	— 0,2	— 0,4
14	— 5,1	— 0,2
15	. . .	. . .
16	+ 0,1	+ 0,2
17	+ 0,2	+ 0,4
18	+ 0,3	+ 0,6
19	+ 0,5	+ 0,8
20	+ 0,9	+ 1,0
21	+ 0,9	+ 1,2
22	+ 1,1	+ 1,4
23	+ 1,3	+ 1,6
24	+ 1,5	+ 1,9
25	+ 1,7	+ 2,2

En cas d'insuffisance d'urine, pour permettre de plonger l'uromètre, déterminer la densité par la méthode du flacon. On appliquera alors la formule

$$D = \frac{P}{p}$$ dans laquelle P $=$ le poids de l'urine.

$$p = \text{le poids de l'eau.}$$

Réaction.

L'urine normale est acide au moment de l'émission ; cette acidité est due aux phosphates acides, elle rougit en conséquence le papier bleu de tournesol. Les urines du matin et celles d'après les repas ont une plus forte acidité. L'urine acide devient, par le temps, neutre, puis alcaline en se décomposant avec formation d'ammoniaque. Elle peut aussi offrir une réaction alcaline dans la vessie même, soit à cause d'un état pathologique, soit par suite d'absorption d'alcalins.

Le régime végétal occasionne des urines alcalines.

Les urines qui ont une acidité supérieure à 2 grammes (exprimés en SO^4H^2) sont *hyperacides;* celles qui sont alcalines sont dites *hypoacides*.

Il y a *hypoacidité* urinaire dans : certaines néphrites, pleurésies, anémie, chlorose, rachitisme, tuberculose ; enfin dans les maladies d'estomac où l'acide chlorhydrique fait défaut. L'hypoacidité est signe d'un état de déchéance organique.

L'*hyperacidité* indique une richesse physiologique exagérée, on la rencontre dans la goutte et le rhumatisme. L'urine des enfants est hyperacide. Il y a encore hyperacidité dans la neurasthénie et les affections névropathiques.

Acidité urinaire.

La connaissance de l'acidité urinaire est capitale en clinique, car elle joue un grand rôle dans le diagnostic des maladies.

Physiologiquement, cette acidité augmente par l'exercice ; ainsi, pour des coureurs de bicyclette, j'ai trouvé en acide chlorhydrique :

Urine avant....	1	Après......	1.50
—	0.80	—	1.10
—	1.25	—	1.70

A l'état physiologique l'acidité urinaire varie à tout moment de la journée. D'après les analyses il résulte

que les urines possèdent leur plus forte acidité une
heure après les repas, c'est-à-dire en pleine digestion.

Une personne plongée dans un bain contenant 300
grammes de cristaux de soude a émis des urines qui
m'ont donné les chiffres suivants :

Avant le bain....................	1.70	exprimé en HCl
Immédiatement après le bain....	0.50	—
Trois heures après.............	0.35	—
Cinq heures après.............	0.50	—
Sept heures après.............	1.15	—

Un verre d'eau de Vichy que j'ai absorbé a fait tomber demi-heure après à **1,10** une acidité que j'avais
obtenue égale à 1,80.

Il faut déterminer l'acidité sur les urines fraîches.

J'ai trouvé dans divers cas pathologiques :

Fièvre typhoïde....	1 gr.	75	exprimé en acide chlorhydrique	
Syphilis du rein...	1	50	—	—
Cancer du foie.....	2	»	—	—
Diabète...........	1	60	—	—
Arthritisme........	1	72	—	—
Cancer de l'utérus.	1	50	—	—
Tuberculose.......	1	65	—	—

Les bains de mer augmentent l'acidité urinaire.

Détermination de l'acidité urinaire.

Pour déterminer l'acidité urinaire, j'utilise une
solution alcaline contenant 10 grammes de carbonate

de soude pur par litre et une dizaine de centigrammes de phénol phtaléine, pour donner une couleur rosée dont la disparition par addition de l'urine acide marque le terme de la saturation.

Je prends 10 centimètres cubes de liqueur alcaline dans laquelle je verse. au moyen de la burette de Mohr, l'urine jusqu'à disparition de la couleur rosée ; je lis le nombre de centimètres cubes d'urine employés ; soit 5 par exemple ; ce chiffre je le nomme *coefficient d'acidité*.

Donc, 10 centimètres cubes de liqueur égalent 0 gr. 10 de carbonate de soude ayant pour poids moléculaire 53.

La proportion suivante donnera la quantité correspondante chlorhydrique.

Le poids moléculaire de l'acide chlorhydrique est 36,5 :

$$\frac{0,10}{x} = \frac{53}{36,5} \quad x = \frac{36,5 \times 0,10}{53} = 0,00688$$

D'autre part, comme 5 centimètres cubes d'urine employés correspondant à 0,00688 d'acidité, la proportion suivante donnera celle par litre, pour la quantité d'acide chlorhydrique j'aurai :

$$\frac{5}{1000} = \frac{0,00688}{x} \quad x = \frac{0,00688 \times 1000}{5} = 1 \text{ gr. } 37.$$

En procédant de même pour les acides sulfurique et phosphorique, qui ont un poids moléculaire égal, l'on établira le tableau suivant :

COEFFICIENTS d'acidité ou nombre de cc d'urine employés.	QUANTITÉS en SO^4H^2 PhO^4H^3	QUANTITÉS en HCl
3	6 gr. 00	2 gr. 29
4	4 62	1 72
5	3 70	1 37
6	3 08	1 13
7	2 64	0 982
8	2 31	0 860
9	2 05	0 764
10	1 85	0 688
11	1 68	0 625
12	1 54	0 573
13	1 38	0 529
14	1 32	0 491
15	1 23	0 452
16	1 15	0 430
17	1 08	0 404
18	1 02	0 382
19	0 907	0 362
20	0 902	0 344

Les urines qui contiennent plus de 2 grammes d'acides phosphorique ou sulfurique, soit 0 gr. 765 d'acide chlorhydrique, seront hyperacides.

Cliniquement, pour connaître s'il y a hyperacidité urinaire, j'emploie des comprimés ou mieux une poudre contenant 0 gr. 10 de carbonate de soude et une très petite quantité de phtaléine phénol.

Tout médecin devant posséder un tube d'Esbach pourra s'en servir. Il suffira de mettre de l'urine jusqu'au trait U et un des paquets ou comprimés ci-dessus ; si le liquide est rouge, c'est qu'il y aura hyperacidité.

Tension superficielle des urines.

La tension superficielle des urines doit jouer un grand rôle en clinique. J'ai constaté, comme MM. Billard et Perrin, et peut-être avant eux, que la *toxicité urinaire* était en raison inverse de la tension superficielle de ce liquide. Fait qui ressort de mon tableau sur les tensions, tableau figurant plus loin. J'ai imaginé un tube basé sur la capillarité pour la déterminer facilement avec exactitude ; le médecin pourra l'avoir dans son portefeuille à côté du crayon ou bien dans sa trousse. J'expliquerai plus loin son mode d'emploi et son principe, ainsi que les formules pour l'utiliser.

Pour le moment, je ne ferai que rappeler la définition : « On nomme tension superficielle, la force contractile dont est douée la couche extérieure d'un liquide quelconque. » On a pu comparer cette couche extérieure à une membrane élastique tendue, analogue à du caoutchouc, enserrant le liquide et pouvant, par sa contractilité, revenir sur elle-même après avoir été déprimée.

A la même température, chaque liquide possède une tension qui lui est propre. J'ai pu me rendre compte, tout d'abord, que des solutions d'albumine, peptone, glucose, pancréatine, lécithine, et les saponifications organiques avaient une tension superficielle inférieure à celle de l'eau.

Les solutions d'urée, de bile, et celles des sels, du

chlorure de sodium notamment, réduisent la tension superficielle.

Les chiffres qui représentent les unités indiquent la tension superficielle en milligrammes par millimètres.

Il résulte donc que l'urine, composée pour la plupart des corps signalés plus haut, doit aussi avoir une tension superficielle inférieure à celle de l'eau.

En expérimentant à diverses températures, j'ai pu me rendre compte que, pour l'urine comme pour l'eau, cette tension augmente quand la température diminue, c'est-à-dire *qu'elle est en raison inverse de la température*.

J'ai trouvé que les urines d'enfant et de femme ont une tension inférieure à celle de l'homme, ces urines étant émises au même moment de la journée.

Par conséquent, une urine d'enfant (qui proportionnellement contient plus de substances dissoutes), a en effet la tension superficielle la plus réduite.

Le sang a une tension supérieure à celle de l'urine, surtout le sang de typhique et de pneumonique.

Il en résulte que, dans le cas de sang extravasé, l'urine aura une tension supérieure à celle qu'elle accusait précédemment. On pourra ainsi différencier les hémorragies rénales de l'hémoglobinurie sans avoir recours au microscope, ce qui est encore à considérer au point de vue clinique.

Il résulte en outre de toutes ces considérations sur les urines que celles-ci ont une tension superficielle d'autant plus faible qu'elle est plus concentrée, ce qui se traduit en disant que la *tension superficielle est en raison inverse de la densité.*

Une urine normale laisse, comme l'eau, flotter la poudre de soufre ; j'ai constaté qu'il en était de même pour l'acide camphorique pulvérisé. Mais cette même urine contenant de la bile, de la lécithine et les produits du fonctionnement du pancréas, acquiert une tension tellement réduite que ces deux corps précipitent.

Avec 0 gr. 312 de fiel de bœuf p. 100 d'eau, j'ai pu obtenir la précipitation de la fleur de soufre.

L'urine des femmes enceintes a une tension supérieure à celle de l'état normal. Celle de digestion a une tension supérieure à celle de l'état à jeun.

Il résulte de tout cela que la tension superficielle doit être moindre à la surface des urines ictériques, d'où le *procédé de Haycraft.*

L'on sait qu'il s'agit de mettre du soufre en poudre à la surface libre d'une urine filtrée ; si ce dernier se dépose, Haycraft en conclue que l'urine est ictérique.

Haycraft suppose, par conséquent, que la bile seule a la propriété de favoriser la précipitation du soufre. Or, en triturant de la pancréatine avec de l'eau et de l'huile pour saponifier (grâce à la lipase qui est un ferment saponifiant), après infiltration, j'ai obtenu un liquide laissant déposer le soufre.

D'autre part, à une urine normale, j'ai ajouté de la lécithine, après cette addition le soufre s'est aussi déposé. Donc, pour conclure, à la présence effective de la bile, il faut aussi avoir recours aux réactions colorées dues à l'oxydation des pigments biliaires. En outre, cette réaction ne peut se produire si l'urine est ancienne, devenue ammoniacale par suite de fermentation.

L'abaissement de la tension superficielle produit par la dissolution de certains corps dans l'eau et dans l'urine n'est pas la même. Exemple les phénols dissous dans l'eau donnent une tension T moindre que lorsqu'ils sont dissous dans l'urine.

Par contre, une même quantité de chlorure de sodium dissous dans l'eau ou dans l'urine donne à peu près la même tension.

Exemple : j'ai trouvé que 7 p. 1.000 de NaCl donne $T = 5,60$ dissous dans l'eau, tandis que la même quantité en solution dans une urine de 1.032 de densité donnait $T = 5,77$.

TABLEAU DES TENSIONS SUPERFICIELLES DE QUELQUES URINES QUE J'AI DÉTERMINÉES AVEC UN TUBE AYANT 0 CM. 02 DE RAYON A LA TEMPÉRATURE DE 20°

Urine de centenaire...........	$T = 4,414$
Hypertrophie du foie.........	$T = 5,00$
Pleurésie....................	$T = 4,36$
Cancer du foie..............	$T = 5,37$
Salpingite..................	$T = 5,95$
Broncho-pneumonie	$T = 4,38$
Syphilis du rein.............	$T = 4,27$
Ictère émotif, premier essai...	$T = 5,01$
— 4 jours après..	$T = 5,10$
Ictère pathologique..........	$T = 4,27$

Cancer de la rate............ $\tau = 5,19$
Typhoïde huitième jour........ $\tau = 4,42$
Typhoïde convalescence...... $\tau = 5,49$
Cancer utérus............... $\tau = 4,88$
Cachexie cancéreuse......... $\tau = 4,38$
Néphrite épithéliale .... $\tau = 5,36$
Occlusion intestinale......... $\tau = 5,55$
Tuberculose .... $\tau = 4,99$
Peptonurie .... $\tau = 5,71$

Détermination des tensions superficielles.

La connaissance de la tension superficielle est d'une grande utilité. Les récents travaux d'un certain nombre de physiciens ont fait ressortir l'importance qu'il y avait à connaître la tension superficicielle des liquides.

Le professeur Huguet conseille de faire figurer la tension superficielle dans les résultats d'analyse des urines, à côté de la densité (1). MM. Billard et Perrin ont démontré que la toxicité était en raison inverse de la tension superficielle.

En effet, on pourra se rendre compte au tableau ci-dessus que pour la fièvre typhoïde par exemple, j'ai trouvé $\tau = 4,42$ au premier septenaire alors que les urines de convalescence m'ont donné $\tau = 5,49$.

La fièvre étant constante τ variera. L'on pourra donc tous les jours déterminer τ pour savoir l'état du malade. Il en est de même pour l'ictère dont les résultats figurent aussi au tableau.

Duclaux et d'autres savants ont, pour cela, utilisé le compte-gouttes. On sait, en effet, que le poids des gouttes des liquides qui émergent d'un même orifice est proportionnel à la tension superficielle. Il faut, par le procédé des gouttes, qui est long et délicat, tenir compte du poids de la goutte pour chaque liquide. En outre, pour un même liquide, le poids des gouttes augmentant avec la vitesse d'écoulement, on doit aussi noter le temps, ce qui complique encore l'opération.

J'arrive au même résultat au moyen de la *capillarité*. J'ai, à cet effet, imaginé et fait construire un tube (déposé) capillaire qui permet de déterminer promptement la tension superficielle. De plus, 10 gouttes suffisent ; ce qui est avantageux, car souvent l'on ne peut disposer d'une quantité permettant de plonger le densimètre.

Pour déterminer la tension superficielle que je désigne par τ, j'utilise la formule ci-après, déduite du raisonnement suivant :

Le poids de la colonne capillaire d'un liquide est égal à son volume multiplié par sa densité. En représentant par :

r Rayon du tube du *tensimètre* ;
h Hauteur de la colonne ;
d Densité du liquide ;

j'aurai $\pi r^2 h d$ pour le poids de cette colonne.

La colonne est contrebalancée par la tension superficielle du même liquide dans le même tube, ce qui s'exprime par $2\pi r\tau$. Donc $\pi r^2 hd = 2\pi r\tau$; en divisant par πr j'aurai : $rhd = 2\tau$. De cettte formule, je tire les valeurs :

$$r = \frac{2\,\tau}{hd}\,(1)$$

$$\tau = \frac{rhd}{2}\,(2)$$

$$d = \frac{2\,\tau}{rh}\,(3)$$

$$h = \frac{2\,\tau}{rd}\,(4)$$

Au moyen de la formule (1) on détermine une fois pour toutes le rayon du *tensimètre*.

Je connais maintenant tous les termes de la formule (2); h m'étant donné directement à la lecture du tube, en prenant les centimètres et millimètres qui correspondent à la surface libre de la colonne liquide.

Les tensions τ variant avec la température, il faut noter cette dernière :

$$
\begin{aligned}
\text{à } 20^{\circ}\ \text{l'eau a } \tau &= 7{,}4\\
15^{\circ}\ \quad - \quad \tau &= 7{,}5\\
10^{\circ}\ \quad - \quad \tau &= 7{,}6\\
5^{\circ}\ \quad - \quad \tau &= 7{,}7
\end{aligned}
$$

L'on voit par ces chiffres que la *tension superficielle est en raison inverse de la température*, comme pour les urines.

Les chiffres qui représentent les unités indiquent la tension superficielle en milligrammes par millimètres.

Mon tube *tensimètre* est divisé en centimètres et millimètres, en partant de 2 centimètres et demi de la pointe.

Je verse le liquide dans une petite capsule plate ; (on peut se servir d'une soucoupe, d'une tasse renversée). J'aspire au moyen d'un tube caoutchouc, d'un compte-gouttes, que je retire après aspiration du liquide jusqu'au haut du tube.

Il faut avoir soin qu'il n'y ait pas interruption de la colonne par des bulles d'air.

J'utilise un tube ayant 0 cm. 02 de rayon. Il suffit de calculer le rayon au moyen de la formule (1) dans laquelle on fait $\tau = 7,5$ en prenant pour type l'eau distillée à 15°.

Les solutions salines concentrées ont une tension supérieure à celle de l'eau, les solutions faibles, au contraire, ont une tension superficielle moindre.

Le sérum de Trunecek agirait surtout en diminuant la tension artérielle. Par injection de ce liquide on introduit de petites quantités de sels dans le sang, d'où diminution de la tension. D'ailleurs, le docteur Lévi a constaté une hypotension au sphygmomanomètre de Potain.

Cryoscopie.

La connaissance de la valeur de la tension superficielle m'a permis de déterminer par le calcul le point de cryoscopie de l'urine ; sans avoir recours à l'appareil assez coûteux et compliqué usité jusqu'à ce jour, M. Raoult a fait connaître la loi suivante : Toute substance solide, en se dissolvant dans un liquide capable de se solidifier, en abaisse le point de solidification, et cela d'autant plus que la solution est plus concentrée ou plus dense. Donc le point de *solidification est en raison inverse de la densité*. La même conclusion que pour la tension superficielle des urines.

Je pourrai donc écrire, en représentant par Δ le point cryoscopique, $\dfrac{\Delta}{T} = \dfrac{\Delta'}{T'}$. Le point de solidification de l'urine normale a été trouvé compris entre — 1,30 a — 2 soit 1,75 en moyenne ; d'où $\Delta' = \dfrac{\Delta T'}{T}$.

ÉLÉMENTS NORMAUX

Urée.

L'urée est du Carbonyldiamide $CO(AzH^2)^2$ qui se rattache au carbonate neutre d'ammoniaque. C'est le principal élément de l'urine. Incolore, soluble dans l'alcool bouillant, très peu soluble dans l'éther. Abandonnée à elle-même, sa solution se transforme en carbonate d'ammoniaque (fermentation ammoniacale). Elle se combine avec l'acide azotique pour former des prismes ou tables hexagonales ; cette réaction se produit quelques fois dans l'urine riche en urée ; il faut prendre garde de ne pas le confondre avec de l'albumine précipitée (qui est amorphe). La forme cristalline de l'azotate d'urée permettra de faire la distinction.

On rencontre encore l'urée, mais en plus faible quantité, dans le sang, le chyle, la lymphe, la sueur ; elle n'a pas été trouvée dans le règne végétal.

L'hypobromite de soude la décompose à froid et instantanément en acide carbonique et azote (c'est sur cette réaction que sont basés les différents procédés de dosage).

Origine. — L'urée dérive des matières albuminoïdes désassimilées dans l'économie ; en effet, l'expérience a démontré que la quantité d'urée augmente avec une alimentation riche en matières albuminoïdes : elle diminue à la suite d'une nourriture peu azotée. L'urée ne se forme pas dans les reins, mais est dyalisée par cet organe.

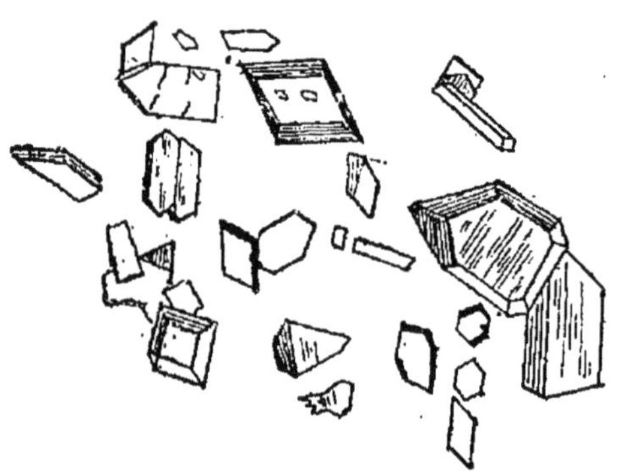

Fig. 2. — Azotate d'urée.

Recherche. — Musculus prépare de la manière suivante un papier réactif pour déceler l'urée. Passer sur filtre de papier blanc de l'urine en fermentation ammoniacale (alcaline), laver jusqu'à cessation d'alcalinité ; sécher, teindre au curcuma et sécher définitivement. Ce papier se colore en brun foncé en présence de traces d'urée.

Pour la rechercher, on peut aussi mettre à profit sa propriété de cristalliser au moyen de l'acide azotique.

URÉE DANS L'URINE. — La moyenne normale de l'urée contenue dans les urines est de 27 grammes par

24 heures, et 18,75 par litre. Son unité urologique
est pour 24 heures :

$$\frac{27}{60} = 0{,}45 ; \quad \text{par litre } \frac{18{,}75}{60} = 0 \text{ gr}. 313.$$

Dosage. — Il se fait, comme il a déjà été dit, en
utilisant l'action de l'hypobromite de soude, qui la
décompose, l'acide carbonique produit se combine
avec la soude en excès et l'azote se dégagent.

L'azote de l'urée est seul déplacé à *froid* ; celui de
l'ammoniaque et de l'acide urique se dégage à chaud.
Quant à l'azote de la créatinine, de l'urobiline, biluri-
bine, biliverdine, leucine et tyrosine ; il faut, pour le
dégager, soumettre l'urine à une manipulation qui
sera décrite (voir azote total).

L'albumine n'entrave pas le dosage, mais elle occasionne parfois de la mousse, qui gêne la réaction. Le
sucre a la propriété de faciliter le dégagement de
l'azote ; aussi, est-il bon d'en ajouter légèrement aux
urines non sucrées. Si une urine non glucosique avait
une densité supérieure à 1,027 il faudrait la diluer
à parties égales et doubler le chiffre de dosage
obtenu.

Préparer la solution d'hypobromite de la manière
suivante :

Verser 7 centimètres cubes de brome dans un mélange de 140 centimètres cubes d'eau et de 60 centimètres cubes de lessive de soude à 1,33 ; cette solution se conserve un mois environ.

Emploi de l'Uréomètre Noël modifié par l'auteur.
— Nous avons remplacé l'éprouvette C soudée au
tube D par une éprouvette libre ou un petit flacon à

granules homéopathiques ou dosimétriques portant un trait fait à la lime indiquant 2 centimètres cubes.

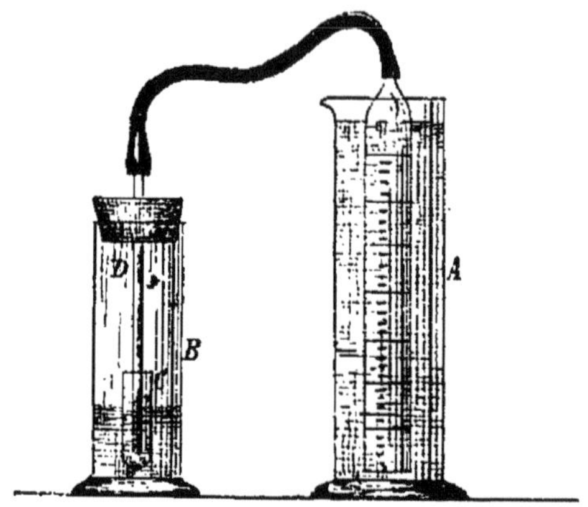

Fig. 3. — Uréomètre Noël.

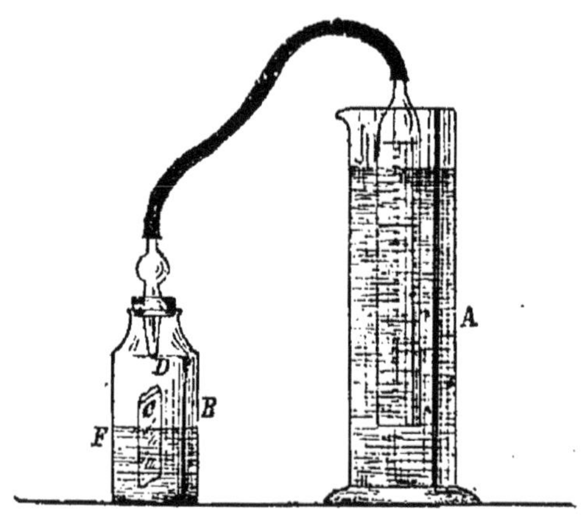

Fig. 4. — Le même modifié par l'auteur.

A l'éprouvette B j'ai substitué le flacon d'un compte-goutte émeri à tige centrale adaptée au bouchon ; cette tige a été coupée à son plus grand diamètre. Le bouchon est relié à l'état permanent avec l'éprouvette graduée O, sans qu'il soit nécessaire de raccorder à chaque dosage. Cette disposition rend l'appareil moins fragile, peu coûteux, plus expéditif et plus sensible. En effet, la capacité au-dessus de la surface de l'hypobromite est notablement diminuée et par suite le gaz qui l'occupait dans l'appareil original passera dans l'éprouvette graduée. L'appareil Noël primitif donnait des résultats trop faibles.

Tableau indiquant par centimètres cubes de gaz le poids de l'urée correspondant

Centim. cubes de gaz	Grammes d'urée par litre	Centim. cubes de gaz	Grammes d'urée par litre
1	1,281	21	26,901
2	2,562	22	28,182
3	3,843	23	29,463
4	5,124	24	30,744
5	6,405	25	32,025
6	7,686	26	33,306
7	8,967	27	34,587
8	10,248	28	35,868
9	11,529	29	37,149
10	12,810	30	38,430
11	14,091	31	39,711
12	15,372	32	40,992
13	16,653	33	42,273
14	17,934	34	43,554
15	19,215	35	44,835
16	20,496	36	46,116
17	21,776	37	47,397
18	23,058	38	46,678
19	24,339	39	49,959
20	25,620	40	51,240

Mode opératoire. — Remplir la cuve à eau A, jusqu'à affleurement du zéro de la cloche divisée, puis verser la liqueur d'hypobromite jusqu'au trait F du flacon B (10 centimètres cubes) et 2 centimètres cubes d'urine *filtrée* dans le petit flacon C ; boucher l'appareil, incliner pour amener le mélange des deux liquides. Il se produit une vive réaction que l'on facilite en agitant le flacon. Puis, soulever la cloche à gaz jusqu'à coïncidence des niveaux d'eau ; il suffit de lire le volume d'azote produit.

A 15° un centimètre cube de gaz représente 1 gr. 281 d'urée par litre.

Pour chaque différence de température de 5 degrés en plus, il suffit de retrancher 0 gr. 02 par centimètre cube de gaz ; pour chaque différence de 5 degrés en moins on ajoutera au contraire 0 gr. 02 par centimètre cube de gaz.

Physiologie-Pathologie. — L'âge, le régime, le sexe, l'activité ont une grande influence sur les variations de l'urée.

Elle est *augmentée* par l'emploi de la coca, du phosphore, du chlorure de sodium, du chloroforme. C'est peut-être à l'action de ce dernier corps qu'est due son augmentation après les grandes opérations ; le chloroforme servant d'anesthésique universellement employé. L'urée augmente encore dans les maladies fébriles, dans le diabète sucré ; obésité, goutte, maladies du foie.

Les affections aiguës du tube digestif occasionnent l'augmentation de l'urée, en particulier, dans la péritonite et la pérityphlite.

La quantité d'urée *diminue,* dans les affections chroniques, cardiaques, anémie, chlorose, scorbut, choléra, hystérie, tuberculose, hydropisie, atrophie du foie, maladies de l'ovaire. Elle peut même diminuer notablement ou disparaître dans l'ictère grave et les cancers.

Le foie est le siège de production de la majeure partie de l'urée.

L'exercice musculaire diminue l'urée ; ainsi l'urée de trois coureurs m'ont donné respectivement :

AVANT LA COURSE	APRÈS LA COURSE
23 gr. 00 par litre	20 gr. 00 par litre
12 gr. 50 »	11 gr. 25 »
20 gr. 50 »	19 gr. 15 »

Enfin le champion Gallot, après 24 heures consécutives de course à pied, émit des urines ayant : avant, 16 gr. 60 d'urée et 12 grammes après.

On peut approximativement indiquer comme quantité d'urée en prenant les deux derniers chiffres de la densité par litre ; ainsi une urine qui aurait 1.020 peut être considérée comme contenant 20 grammes d'urée, dans le cas où il n'y aurait ni glycosurie, ni albuminurie.

L'urée augmente jusqu'à la sixième heure de la digestion pour redescendre à son minima à la huitième heure. Le volume du liquide absorbé fait varier la sécrétion de l'urée.

L'âge, le régime et le sexe ont aussi une grande influence sur les variations de l'urée. Les affections aiguës du tube digestif occasionnent l'augmentation de l'urée. Les cacodylates la diminuent.

On peut se rendre compte de la valeur approximative de l'urée en évaporant jusqu'au tiers une urine et

ajoutant un volume à peu près égal d'acide nitrique.
Mettre le tube à essai contenant le liquide dans l'eau
froide ; il se forme des cristaux d'azotate d'urée d'autant plus abondants qu'il y aura plus d'urée. A ce moment le taux sera d'environ 40 grammes par litre.

Il faut avoir soin auparavant de priver l'urine de
son albumine par ébullition et filtration, dans le cas
où elle en contiendrait.

De même il ne faudrait pas conclure à la présence
d'albumine, dans une urine riche en urée qui aurait
donné un dépôt par l'acide nitrique concentré ; erreur
que j'ai vu commettre.

La moyenne des quantités d'urée émise dans les
24 heures est de 27 grammes ; celle des résultats de
mes analyses serait de 27 gr. 50.

La quantité d'urée influe beaucoup sur la densité ;
elle est proportionnelle à cette quantité, comme le
constatent les résultats des analyses qui figurent plus
loin.

Les bains, par suite de diurèse, diminuent l'urée ;
j'ai obtenu respectivement :

avant 31 grammes. — 32 grammes. — 16 grammes
après 25 grammes. — 23 grammes. — 11 grammes
par litre

Azote total.

Nous avons vu qu'outre l'urée, il existait dans l'u-
rine, d'autres composés azotés. Il est important de
connaître l'azote total contenu dans l'urine. La quantité

d'azote total connue, on pourra déterminer le rapport de cet azote à celui de l'azote de l'urée. On nomme aussi *coefficient d'oxydation*, le *rapport de l'azote de l'urée à celui de l'azote total de l'urine*, ou simplement le *rapport azoturique*.

Ce coefficient d'oxydation varie suivant les auteurs :

```
MM.  Robin, Gley et Richet..........  = 0,800
     Huguet.........................  = 0,812
     Beyrac.........................  = 0,872
     Bretet.........................  = 0,775
```

En prenant la moyenne, le chiffre qui représente le *coefficient moyen* est 81,4 en multipliant par cent.

Dosage de l'azote total dans les urines. — Le premier procédé employé était celui de Kyeldahl, mais comme d'autres donnés ultérieurement, il est trop délicat, demande beaucoup de temps et une grande pratique des analyses.

Ces procédés ont pour but de transformer les produits azotés en sulfate d'ammoniaque et doser l'azote de ce dernier.

M. Denigés (Repert. de pharm., p. 204, 1895) a simplifié le mode opératoire ; voici son procédé.

Prendre un ballon en verre de 400 centimètres cubes de capacité environ ; y introduire 10 centimètres cubes d'urine, 5 centimètres cubes d'une solution d'oxalate neutre de potasse à 30 p. 100 et 5 centimètres cubes d'acide sulfurique ordinaire (7 centimètres cubes pour les urines sucrées et très albumineuses), chauffer à l'aide d'un brûleur Bunsen ; la masse brunit et mousse. Lorsque la mousse a envahi les deux tiers de la capacité du ballon, on verse goutte à goutte 1 à

2 centimètres cubes d'alcool (5 à 10 centimètres cubes pour les urines sucrées et albumineuses), la mousse diminue, chauffer avec assez de modération afin d'éviter le dégagement de vapeurs d'acide sulfurique qui pourraient entraîner une perte d'azote. On munit le ballon d'un petit entonnoir. La réaction est terminée lorsque la liqueur est complètement décolorée, ce qui a lieu au bout d'une demi-heure ou trois quarts d'heure. Après décoloration du liquide laisser refroidir, verser 20 centimètres cubes d'eau tiède, agiter. Ajouter dans le liquide 1 à 2 gouttes de phtaléine du phénol, puis goutte à goutte, en agitant, de la lessive des savonniers, jusqu'à ce qu'il se forme une coloration rosée qui est l'indice de la saturation ; on ajoute 1 à 2 gouttes d'acide sulfurique dilué afin de faire disparaître la coloration rosée, et on laisse refroidir. Introduire enfin le liquide dans un matras jaugé de 50 centimètres cubes, dans lequel on ajoute une quantité suffisante d'eau jusqu'au trait de jauge. Après agitation, prélever 10 centimètres cubes de liqueur dans laquelle on dosera l'azote au moyen d'un uréomètre :

On trouvera ainsi que l'azote total moyen de l'urine est 1,073 p. 100.

La quantité d'urée conténue dans 100 centimètres cubes d'urine *normale moyenne* est de 1 gr. 875 ; on aura le poids de l'azote correspondant au moyen de la proportion suivante :

$$\frac{1,875}{100} = \frac{x}{46,66} \qquad (\text{urée} = 46,66 \text{ p. 100 d'azote})$$

$$\text{d'où} \qquad x = \frac{1,875 \times 46,66}{100} = 0,874.$$

Par conséquent, 100 centimètres cubes d'urine ou (1.875 d'urée) contiennent 0,874 d'azote. Supposons que l'*azote total* trouvé soit 1,073 p. 100 centimètres cubes d'urine.

Le COEFFICIENT D'OXYDATION *qui est le rapport de l'azote de l'urée à celui de l'azote total sera :*

$$\frac{0,874}{1,073} \times 100 = 81,4.$$

Comme le nombre 1,073 représente le poids de l'azote total moyen de 100 centimètres cubes d'urine normale ; 81,4 *est le coefficient d'oxydation moyen ou rapport azoturique.* Ce rapport est variable même chez les personnes à l'état de santé, il est alors compris entre 80 à 90, il ne parvient jamais à 100. L'ingestion d'eau, une bonne assimilation des aliments, une santé florissante augmentent ce coefficient.

Ce rapport donne la mesure des oxydations azotées ; quand le coefficient est élevé il y a augmentation des combustions organiques et par suite activité de la nutrition. Un rapport au-dessous de la normale indique une diminution de la désassimilation. Par suite, dans les maladies par ralentissement de la nutrition (goutte, gravelle, diabète, obésité), les oxydations diminuent.

Acide urique $C^5H^4AZ^4O^3$.

L'acide urique est, après l'urée, l'élément normal le plus important de l'urine. Cet acide est en cristaux blancs en tables lisses rhomboïdales, inodores, sans saveur, très peu solubles dans l'eau, insolubles dans l'alcool ; les alcalis le dissolvent et donnent des urates.

Souvent l'acide urique formé dans les urines est coloré en rouge brique par suite de dépôt de pigments à la surface des cristaux. C'est un acide bibasique faible. Les calculs et les sédiments en contiennent en forte proportion. Sous l'influence d'une alimentation azotée copieuse la proportion augmente. On le rencontre dans le sang et les articulations des rhumatisants.

Recherche. — 1° Une solution alcaline d'acide urique donne une tache brune sur le papier réactif au nitrate d'argent (Schiff).

2° Chauffer une parcelle du dépôt avec quelques gouttes d'acide azotique, évaporer à sec dans la capsule, ajouter une ou deux gouttes d'ammoniaque, il se forme une magnifique coloration pourpre (réaction de la murexide).

3° Chauffer une petite portion de liquide de manière à le réduire suffisamment, ajouter une à deux gouttes d'acide chlorhydrique ; mettre un fil au milieu du liquide, les cristaux caractéristiques vont se former tout autour du fil. Les examiner au microscope.

ACIDE URIQUE DANS LES URINES. — Les quantités moyennes normales, sont 0 gr. 60 pour les 24 heures et 0 gr. 40 pour 1 litre. Les unités urologiques correspondantes sont donc $\dfrac{0,60}{60} = 0,010$

$\dfrac{0,40}{60} = 0,006.$

Dans certains cas pathologiques il est bon de connaître le rapport de l'acide urique à l'urée ; à l'état normal le *rapport moyen* est $\dfrac{0,60}{27}$ ou en simplifiant $\dfrac{1}{50}$.

Dosage. — *Le dosage par pesée* est peu pratique, délicat et trop long ; en effet, la quantité de cet acide étant minime, il est difficile de faire les lavages sans déperdition ; des erreurs peuvent aussi se produire dans les pesées. Dans cette méthode il faut précipiter l'acide urique par HCl.

Pour procéder *par volumes* , prendre 20 centimètres cubes d'urine *non filtrée et agitée* ; dans le cas où il y aurait des urates et de l'acide urique non dissous, acidifier par 10 gouttes d'acide acétique. Verser goutte à goutte le réactif A dans l'urine jusqu'à ce que une goutte de mélange produise avec la solution témoin une coloration rouge brun. Le nombre de divisions décimes de la solution employée indique en centigrammes la quantité d'acide urique par litre.

Réactif A. Sulfate cuivre.......... 2 gr. 968
      Hyposulfite soude...... 40 —
      Sel de seignette........ 80 —
      Eau distillée *ad*........ 1 litre

Mettre le réactif dans des petits flacons pour sa conservation.

Solution témoin : Ferricyanure de potassium.... 2 grammes
      Acide chlorhydrique.......... 10 —
      Eau distillée *ad*.............. 1 litre

Il faudra se débarrasser par l'ébullition de l'albumine qui pourrait se trouver dans l'urine.

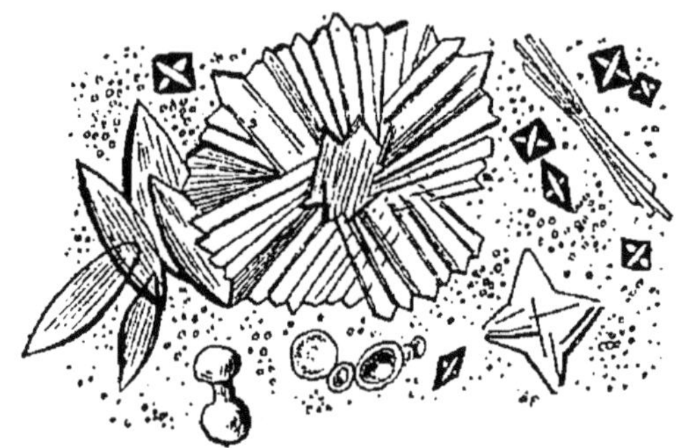

Fig. 5. — Acide urique et urate de soude.

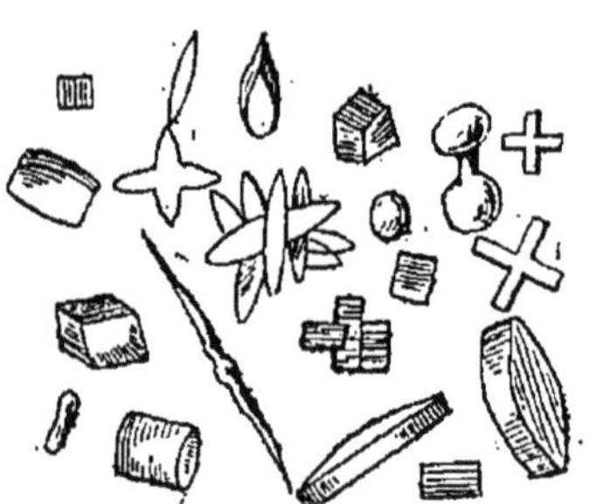

Fig. 6. — Acide urique.

Physiologie-Pathologie. — L'acide urique dérive de l'urée. Comme l'urée, cet acide ne se forme pas dans les reins, mais dans les tissus. Il augmente aussi après un repas copieux azoté.

Il y a *augmentation* dans les maladies fébriles aiguës, la leucémie, l'anémie pernicieuse, la goutte, la pneumonie, lesaffections cardiaques. *Diminution* dans la néphrite chronique, le diabète, l'atrophie musculaire.

Acide hippurique $C^9H^9AZO^9$.

L'acide hippurique cristallise en prismes quadrangulaires ressemblant aux cristaux de phosphate ammoniaco-magnésiens. Soluble dans l'alcool et l'eau bouillante, peu soluble dans l'eau froide ; réaction fortement acide.

Il existe dans l'urine normale de l'homme mais en très faible quantité, il manque même souvent.

Les herbivores en sécrètent une forte proportion. On observe cependant chez les habitants des tropiques des urines riches en acide hippurique. Dans une urine à fermentation ammoniacale, il se transforme en acide benzoïque. Il se rencontre rarement dans les sédiments. Absence de la réaction de la murexide. Quant à la ressemblance avec les cristaux de phosphate ammoniaco-magnésiens, il sera facile de les différencier ; l'acide hippurique ne disparaît pas par l'acide acétique, tandis que les cristaux de phosphates sont dissous.

Recherche. — L'acide hippurique cristallisé, chauffé avec de l'acide azotique dégage l'odeur des amandes amères ; la même réaction se produit aussi avec l'acide benzoïque.

L'acide benzoïque ou les benzoates pris comme médicaments s'éliminent avec formation d'acide hippurique, il faudra donc dans une analyse tenir compte de ce fait.

Chauffé avec de la chaux hydratée, l'acide hippurique donne de la benzine et de l'ammoniaque (*caractère le distinguant de l'acide benzoïque*).

Physiologie-Pathologie. — L'acide hippurique provient de l'alimentation surtout végétale et de l'oxydation des matières albuminoïdes. Il augmente dans la chorée, le diabète, les fièvres intenses. L'homme en élimine de 0,25 à 1 gramme par 24 heures.

Vu son peu d'importance il n'est guère utile de le rechercher ; il faut d'ailleurs opérer sur au moins 1 litre d'urine fraîche.

Chlorures.

Le chlorure de sodium constitue la presque totalité des chlorures urinaires ; aussi convient-il de donner le résultat trouvé en chlorure de sodium. La quantité normale moyenne est de 11 grammes pour 24 heures et 7 gr. 50 par litre. Ces proportions peuvent varier par 24 heures de 9 à 13 grammes et de 6 à 10 grammes par litre.

Le coefficient urologique des 24 heures est

$$\frac{11}{60} = 0,183.$$

Recherche. — Acidifier l'urine par quelques gouttes d'acide azotique, précipiter par l'azotate d'argent, il se forme un précipité blanc *cailleboté* de chlorure d'argent. Recueillir ce précipité sur un filtre, le laver, en prendre une portion, le traiter par l'ammoniaque qui le dissout. Le reste doit être insoluble dans l'acide azotique.

Dosage. — Le procédé de dosage par volume le

plus exact est celui de Denigès que voici : On fait chauffer jusqu'à ébullition 10 centimètres cubes d'urine avec 3 ou 4 gouttes d'acide sulfurique pur et 0 gr. 05 environ de permanganate de potasse. Retirer du feu, on ajoute alors du carbonate de chaux pur (pour saturer l'acide sulfurique), jusqu'à ce qu'il n'y ait plus de dégagement d'anhydride carbonique. Filtrer sur un filtre non plissé, laver la capsule et le filtre, réunir les eaux de lavage à l'urine, aciduler par l'acide acétique. Ajouter alors 10 à 12 gouttes d'une solution de chromate neutre (jaune) de potasse à $\frac{1}{20}$. Verser ensuite la solution de nitrate d'argent goutte à goutte, au moyen d'une burette divisée en dixièmes de centimètres cubes, jusqu'à ce que le précipité produit devienne rouge (chromate d'argent).

Chaque centimètre cube de la solution argentique

Solution de nitrate d'argent	nitrate argent..	2,90
	eau distillée....	100 grammes

exprime en grammes et pour mille la quantité de chlorure de sodium.

2º *Dosage par pesées.* — Il faut avoir soin de débarrasser l'urine de l'albumine dans le cas où il y en aurait. Prendre 10 centimètres cubes d'urine *filtrée*, verser dans une capsule, de préférence en platine, évaporer à feu doux, avant l'évaporation complète ajouter 1 gramme environ d'azotate de potasse (exempt de chlorures), calciner jusqu'à ce que les matières organiques soient détruites et que le résidu devienne blanchâtre. Il faut avoir soin de ne pas chauffer au-delà du rouge sombre, car le chlore se volatiliserait.

Dissoudre le résidu dans de l'eau acidulée par l'acide acétique en petite quantité. Dans cette liqueur, verser la solution de nitrate d'argent (10 centimètres cubes environ), jusqu'à ce qu'il ne se forme plus de précipité. Laver le chlorure d'argent produit, puis le fondre.

10 grammes de chlorure d'argent correspondent à 4 gr. 074 de chlorure de sodium.

Dans les deux dosages qui précèdent, si l'on trouve que le précipité produit par l'azotate d'argent est trop volumineux, ou bien si l'on a employé beaucoup de solution argentique, on peut soupçonner la présence de bromures et iodures qui donnent aussi un précipité. En pareil cas on déplacerait le brome et l'iode au moyen d'un courant de chlore, dans l'urine déféquée d'après le procédé Denigès.

Si le liquide brunit on en conclue à la présence de ces deux métalloïdes.

Ce courant de chlore s'obtient en décomposant HCl par du bioxyde de manganèse à chaud dans un petit ballon à deux tubulures.

Physiologie-Pathologie. — Le chlorure de sodium se trouvant dans tous les aliments, il y a lieu de tenir compte du régime. Un malade à la diète élimine par conséquent moins de chlorures. Le chlorure de sodium augmente les échanges nutritifs ; une urine en élimine par suite davantage après les repas. Les phosphates et les chlorures existent dans des rapports constants ; lorsque les chlorures font défaut, les phosphates les remplacent.

Les chlorures *diminuent* dans certaines maladies

fébriles ; dans la fièvre typhoïde ils tombent à 2 grammes ; ils peuvent disparaître dans la pneumonie. Dans les affections aiguës, *la diminution du chlorure de sodium indique un état grave*. Dans le régime lacté absolu la quantité de chlorures peut se réduire aussi à 2 grammes, il en est de même dans le cas de diarrhées abondantes.

Il y a hypochlorurie lorsque la quantité de chlorures est inférieure à 2 grammes par jour.

L'absence du chlorure de sodium (*achlorurie*) est l'indice d'une mort prochaine. Il est donc capital de doser les chlorures urinaires, chose qui se fait rarement.

Les chlorures *augmentent* dans le cas d'hypochlorhydrie gastrique.

La digitale a la propriété d'augmenter l'élimination des chlorures ; on devra tenir compte de cette action, dans le cas ou l'on en trouverait une forte proportion dans les urines.

Le procédé de Denigès habituellement employé est un procédé de laboratoire assez compliqué. On peut avoir un dosage suffisant en agissant directement sur l'urine de la manière suivante :

Employez une solution de nitrate d'argent à 2 gr. 75 p. 1.000, dont 1 centimètre cube précipite 1 centigramme de chlorure de sodium.

Pour savoir si tout le chlorure a été précipité, il faut mettre quelques gouttes de chromate de potasse ; il se forme un précipité de chromate d'argent. On ajoute à ce mélange de l'urine jusqu'à ce que la couleur rouge tourne au blanc ; à ce moment tout le chlorure a été précipité.

On peut opérer dans une éprouvette graduée ; expérimentalement avec des solutions chlorurées de titre différent. Inscrire la hauteur du liquide au moment de la décoloration pour chaque titre. Ceux-ci connus, agir avec l'urine.

Les bains par suite de diurèse, même pris dans la mer, diminuent la quantité des chlorures. Ainsi, j'ai obtenu avec les bains de mer :

	Avant	Après
1re urine	7 gr. 50	5 gr. 50
2e urine	5 gr.	3 gr.

A la suite d'un exercice exagéré, comme après une course à bicyclette, le taux des chlorures diminue.

J'ai constaté, par litre :

	Avant	Après
1re urine	8 gr. 50	6 gr.
2e urine	15 gr.	7 gr.

Etat pathologique. — La quantité de chlorures diminue dans les états fébriles. La diminution est surtout remarquable dans la pneumonie. Aux résultats d'analyses portés plus loin, j'ai trouvé 2 grammes dans la fièvre typhoïde, et 3 gr. 50 dans un cancer du rein. L'on sait que les cardiaques ont rétention de chlorures.

Dans le régime lacté, il y a évidemment moins de chlorures dans les urines, aussi est-il bon que le régime soit signalé.

Quand l'on doit doser les chlorures, il ne faut administrer comme médicaments ni iodures, ni bromures ;
car ces derniers se combinent avec l'azotate d'argent,
pour donner des chlorures et bromures d'argent, cela
produirait des résultats trop forts. Il en est de même
pour la liqueur de Fowler, qui donne avec AzO^3Ag un
précipité blanc cailleboté, et la liqueur de Pearson,
dont le précipité est rosé.

Phosphates.

L'acide phosphorique des urines est combiné à la
potasse, la soude et la chaux. Pour 24 heures, la
quantité normale est 3 grammes et 2 grammes par
litre. Son unité urologique des 24 heures est 0 gr.05.

La phosphaturie relative est le rapport de l'acide
phosphorique à l'urée $\dfrac{\text{acide phosphorique}}{\text{urée}}$; normalement

ce rapport est $\dfrac{3}{27}$ ou en simplifiant $\dfrac{1}{9}$.

Si l'urine est acide, les phosphates ne déposent pas,
le contraire se produit pour les urines alcalines.

Recherche. — Le molybdate d'ammoniaque précipite les phosphates en jaune, il faut chauffer légèrement pour aider la réaction.

L'urine acidifiée par l'acide acétique donne avec les
sels d'urane un précipité blanc jaunâtre.

Dosage. — Par volumes au moyen de l'azotate d'urane.

Solution A.

Azotate d'urane .... 40 grammes
Eau distillée q. s. pour dissoudre. 500   —   environ

Après dissolution ajouter de l'ammoniaque goutte à goutte jusqu'à trouble persistant ; puis quelques gouttes d'acide acétique pour le faire disparaître. Compléter le volume d'un litre avec de l'eau distillée.

Solution B.

Acétate de soude........................	50 grammes
Acide acétique	25 —
Eau distillée ad	500 cmc.

Cette solution est ajoutée dans l'urine avant d'employer la liqueur d'urane, elle contribue à former la double décomposition. Il se produira de l'azotate de soude et le phosphate d'urane qui est insoluble précipitera.

Solution C.

Liqueur témoin.

Ferrocyanure de potassium	10 grammes
Eau distillée............................	90 cmc.

Les solutions ci-dessus étant faites, il faut titrer la liqueur d'urane.

Solution de tirage.

Phosphate acide ammon. sec..............	3 gr. 087
Eau distillée ad.........................	1.000 cmc.

100 centimètres cubes de cette solution contiennent 0 gr. 20 d'acide phosphorique.

Titrage de la liqueur d'urane. — Mettre dans une capsule 50 centimètres cubes de solution de phosphate d'ammoniaque, ajouter 5 centimètres cubes de solution d'acétate de soude ; porter à l'ébullition. Verser, au moyen d'une burette graduée en dixièmes de centimètres cubes, la liqueur d'urane goutte à goutte. Il se forme un dépôt, agiter avec une baguette de verre, mettre de la solution d'urane jusqu'à ce que la baguette trempée dans la solution de ferrocyanure de potassium donne une légère coloration brune : arrêter le dosage.

Supposons qu'il ait fallu 20 centimètres cubes.

L'on a : 20 centimètres cubes correspondant à 0,10 d'acide phosphorique

$$1 \text{ correspondra à } x$$

d'où $x = \dfrac{0,10}{20} = 0,005$ ce chiffre sera le titre de la liqueur d'urane.

Dosage dans l'urine. — Comme on ne dispose pas toujours d'une grande quantité d'urine, doser sur 25 centimètres cubes en suivant la méthode de titrage.

Admettons qu'il ait fallu 12 centimètres cubes de liqueur d'urane on aura : $12 \times 0,0041 = 0,0492$ d'acide phosphorique ; donc les 25 centimètres cubes contiennent 0 gr. 0,0492 d'acide phosphorique, pour avoir la quantité par litre multiplier par 40.

En admettant que le volume d'urine des 24 heures soit 1.350 centimètres cubes, la proportion suivante nous donnera la quantité des phosphates éliminés dans les 24 heures.

1.000 cmc. = 1 gr. 968 d'acide phosphorique

1.350 = x

$$\text{d'où } x = \frac{1.350 \times 1.968}{1.000}.$$

Par ce procédé on obtient l'*acide phosphorique total*, à la condition de bien agiter l'urine avant le dosage, afin que le dépôt soit également réparti dans l'urine, les phosphates étant partiellement précipités.

La liqueur d'acétate de soude est acidifiée par l'acide acétique pour dissoudre les phosphates précipités ; les acides minéraux empêcheraient la formation du précipité de phosphate d'urane en dissolvant le dépôt.

Il est souvent utile de connaître la quantité de phosphates terreux d'une urine ; pour les doser, il suffira de les précipiter par l'ammoniaque, filtrer ; les phosphates terreux restent sur le filtre.

Aciduler par l'acide acétique le liquide filtré pour doser les phosphates alcalins restés en dissolution ; la différence de l'acide phosphorique total avec celui des phosphates alcalins donnera l'acide des phosphates terreux. Ces acides sont dans le rapport de 1 phosphate terreux, pour 2 phosphates alcalins.

Dosage par pesées. — Placer dans un vase à précipité 100 centimètres cubes d'urine ou moins, suivant la quantité dont on dispose. Ce dosage se fait au moyen du réactif ammoniaco-magnésien suivant :

Chlorhydrate ammoniaque............. 30 grammes
Sulfate de magnésie 30   —
Eau distillée 128   —
Ammoniaque liq...................... 100   —

Verser 10 centimètres cubes du réactif, agiter, laisser reposer 12 heures dans un vase fermé ; recueillir le précipité, laver à l'eau ammoniacale, sécher et calciner dans un creuset. Il reste un résidu de pyrophosphate de magnésie

222 est le poids (moléculaire) du pyrophosph. de Mg. 144 celui de l'anhydride phosphorique

$$\text{on aura} \qquad \frac{222}{144} = \frac{P}{x} \qquad x = \frac{144 \times P}{222}.$$

Physiologie-Pathologie. — Il y a phosphaturie *absolue* dans le diabète phosphatique, la tuberculose,

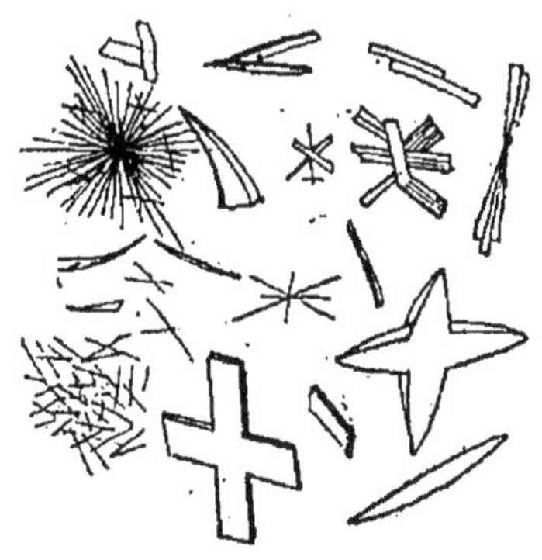

Fig. 7. — Phosphate bicalcique.

la méningite, l'ostéomalacie, le rhumatisme chronique.

Dans la neurasthénie il existe de la phosphaturie relative (Guérin). La phosphaturie est généralement liée à l'alcalinité des urines ; on remarque cet état pathologique chez les vieillards dont les urines sont hypoacides ou autrement dit alcalines (Dr Peyraud). Les bains d'eau chaude augmentent l'élimination des phosphates, l'eau froide les diminue.

La quantité d'acide phosphorique *diminue* dans les urines, en cas d'atrophie aiguë du foie (où ils peuvent même manquer), de néphrites, de rachitisme, de goutte, d'obésité, pneumonie, typhus, scarlatine.

Sulfates.

Les sulfates de l'urine sont ceux de soude et de potasse ; celui de soude y est le plus abondant.

La quantité normale d'acide sulfurique est de 3 grammes pour les 24 heures et 2 grammes par litre, comme pour l'acide phosphorique ; les unités urologiques sont donc les mêmes.

Recherche. — Les sulfates urinaires étant solubles, on les recherchera en les précipitant par une solution de chlorure de baryum ; il se forme un précipité blanc, insoluble dans les acides.

Dosage des sulfates. — Le seul procédé exact est celui par pesées. Prendre un volume déterminé d'urine, acidifier par l'acide acétique, filtrer. Ajouter un excès d'une solution de chlorure de baryum, chauffer au B.M. pendant une demi-heure environ. Jeter le précipité sur un filtre non plié, laver avec de l'eau jusqu'à ce qu'il n'y ait plus de réaction acide ; calciner le filtre et le dépôt dans un creuset ; peser.

1 gramme de sulfate de baryte correspond 0 gr. 343 d'acide sulfurique anhydre ou à 0 gr. 42 d'acide sulfurique SO^4H^2.

Physiologie-Pathologie. — Les sulfates proviennent soit de l'organisme, soit de l'alimentation. Ils sont augmentés par l'absorption des composés sulfurés. Il y a *sulfaturie* dans la méningite, le rhumatisme et les affections musculaires.

Les exercices violents et les fièvres peuvent aussi augmenter l'élimination des sulfates.

DOSAGE DU SOUFRE TOTAL. — Certains produits, la cystine notamment, contiennent du soufre qui n'a pas été dosé par la méthode précédente.

Dans ce cas il faut : 1° Doser l'acide sulfurique par le procédé décrit — ; 2° doser le soufre.

Evaporer dans une capsule de platine un volume déterminé d'urine, ajouter un peu de nitrate de potasse pour brûler la matière organique. Une fois le liquide évaporé, ajouter 3 grammes de potasse caustique, chauffer sur la lampe en prenant garde qu'il n'y ait pas de projections. Quand la masse s'est éclaircie, suspendre le feu, laisser refroidir ; dissoudre dans de l'eau acidulée par l'acide chlorhydrique, doser par le chlorure de baryum.

On aura alors les sulfates et les sulfures oxydés, par suite tous les sulfates. Le chlorure de baryum va donner un précipité plus abondant. Du résultat obtenu on retranchera le chiffre de la première opération, et l'on aura par différence les sulfates provenant du soufre et transformés en sulfate de baryte.

Supposons que l'on ait trouvé 6 grammes de sulfates

totaux. Le sulfate de baryte a pour poids moléculaire 233.

Le calcul suivant donnera la quantité de soufre, sachant que son poids atomique est 32.

$$\frac{6}{233} = \frac{x}{32} \quad \text{d'où} \quad x = \frac{6 \times 32}{233}.$$

Acide oxalique $C^2O^4H^2$.

C'est un acide diatomique et bibasique, qui se trouve dans les sédiments de l'urine à l'état d'*oxalate de calcium*. Il cristallise en octaèdres ayant la forme d'enveloppes de lettres. Sa présence peut provenir ou bien d'une diminution des oxydations internes, ou bien de l'alimentation par suite d'ingestion d'oseille, de rhubarbe, de tomates.

Recherche. — L'acide oxalique n'existant pas isolé dans l'urine, il faudra donc déterminer l'oxalate de chaux. Ces cristaux d'oxalate sont solubles dans l'acide chlorhydrique et insolubles dans l'acide acétique. Cette réaction les distinguera des phosphates ammoniaco-magnésiens qui ont une forme cristalline se rapprochant.

Dosage. — On dose l'acide oxalique de la manière suivante : agiter l'urine pour détacher les sédiments et rendre le mélange homogène ; mesurer 100 centimètres cubes. On dissout l'oxalate en acidifiant par HCl. Ajouter un léger excès d'ammoniaque et une solution de chlorure de calcium. Le dépôt se rassemble au bout de 24 heures ; le précipité recueilli sur un filtre non plissé est lavé et calciné. Il se forme du carbonate calcaire. Le poids du carbonate multiplié par 1,08 donne celui de l'acide oxalique.

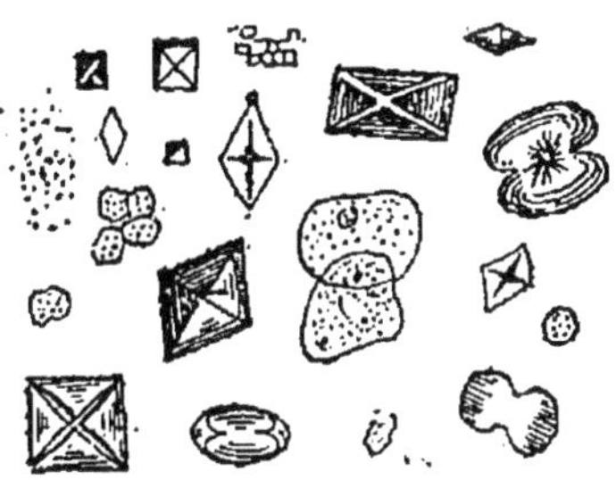

Fig. 8. — Oxalate de chaux.

Physiologie-Pathologie. — L'urine normale en contient en très petite quantité (0,02 environ) dans les 24 heures. On rencontre l'oxalate de chaux chaque fois que l'hématose ne s'effectue pas dans des conditions normales. Quand il provient des aliments il n'y a évidemment pas à s'en inquiéter. Aussi dans le cas de présence de sédiments oxaliques doit-on s'enquérir du régime du malade.

Si les cristaux sont à l'état persistant, il y aurait *oxalurie* et par suite crainte de formation de calculs qui sont les plus durs et prennent la forme de mûres, d'où leur nom de *calculs muraux*. Il peut y avoir oxalurie dans le diabète sucré, l'ictère, la scrofule, le catharre vésical et les dyspepsies.

Rapports urinaires.

La connaissance des coefficients ou rapports urinaires est d'un intérêt capital, ils permettent d'apprécier une analyse d'urine et de se rendre compte de l'état de la nutrition.

1° *Coefficient de déminéralisation.* — C'est le rapport du résidu minéral au résidu fixe à 100°

$$\frac{\text{Résidu minéral}}{\text{Résidu fixe à 100°}}$$

Normalement, ce rapport est : $\dfrac{0,216}{0,833}$, en chiffres ronds : $\dfrac{1}{3} = 33$ p. 100.

2° *Rapport azoturique* ou coefficient d'oxydation. Ce coefficient est considéré comme le plus important (voir précédemment *azote total*).

3° *Rapport de l'acide phosphorique à l'urée.*

Normalement chez un adulte, ce rapport est : $\dfrac{0,05}{0,45}$ ou en simplifiant $\dfrac{1}{9}$ ou bien 11 p. 100 (coefficient important).

4° *Rapport de l'urée aux solides urinaires* : Coefficient de Bouchard. L'unité urologique de l'urée étant 0,45 et celle des solides urinaires 0,833 ; ce rapport sera $\dfrac{0,450}{0,833} = \dfrac{1}{1,85}$ ou en chiffres ronds $\dfrac{1}{2}$ ou 50 p. 100.

On pourrait ainsi établir plusieurs autres rapports ; nous avons seulement donné les quatre principaux.

ÉLÉMENTS ANORMAUX.

Albumine.

On désigne sous le nom de matières albuminoïdes des composés organiques contenant du carbone, de l'hydrogène, de l'azote, de l'oxygène, et une petite proportion de soufre.

L'albumine proprement dite de l'urine est celle du sérum ou *sérine*. Une solution de sérine *se coagule par la chaleur* à 72° ; il faut que la liqueur soit *neutre* ou *mieux acide*. La précipitation en milieu alcalin peut se faire incomplètement ou même pas du tout. Il se forme dans ce cas des alcalis-albumines solubles.

La sérine est encore précipitée par : l'alcool, l'acide azotique, l'acide picrique, trichloracétique, phénique, tannique ; le chlorure de zinc, le bichlorure de mercure et l'acétate de plomb.

L'albumine est une base bivalente ; en effet, nous avons vu qu'elle se combine avec les alcalis pour donner des *alcalis-albumines* solubles dans l'eau. Avec les acides on obtient des *acides-albumines* insolubles dans l'eau et l'alcool chaud, non coagulés par la chaleur.

RECHERCHE. — 1° *Par l'acide trichloracétique.*
Prendre une petite quantité d'urine, l'acidifier par
quelques gouttes d'acide trichloracétique, chauffer ; il
se forme un précipité blanc.

Lorsqu'on additionne d'eau une urine fortement albumineuse, l'albumine perd la propriété de se coaguler ; si l'on ajoute un sel minéral neutre, le sulfate de
soude par exemple ; le précipité se forme.

Il est préférable d'employer l'acide trichloracétique
au lieu d'acide acétique ; car ce dernier a plusieurs in-
convénients ; mis en excès, il dissout l'albumine en se
combinant avec elle ; il précipite la mucine, la spermine et les peptones, ce que ne produit pas l'acide
trichloracétique.

2° *Par le ferrocyanure de potassium.* — Acidifier
l'urine par l'acide acétique concentré, puis ajouter 6 à
8 gouttes d'une solution de ferrocyanure de potassium
à 1/10, il se forme un précipité blanchâtre.

3° *Par l'acide nitrique.* — Dans un verre conique
contenant l'urine, verser un peu d'acide nitrique concentré au moyen d'un tube effilé de manière à déplacer l'urine, il se forme un anneau blanchâtre d'albumine coagulée. Il se produit parfois des cristaux
d'azotate d'urée qu'il ne faut pas confondre avec de
l'albumine.

4° *Par le réactif de Tanret.* — Ce réactif se prépare de la manière suivante :

Bichlorure de mercure	4,00	
Iodure de potassium	9,66	
Acide acétique cristallisable	60	centimètres cubes
Eau distillée jusqu'à	192	centimètres cubes

Faire fondre le bichlorure dans l'eau bouillante, verser dans l'iodure de potassium dissous à part, ajouter l'acide et l'eau..

Ce réactif est le plus sensible, mais il précipite les peptones et les alcaloïdes. Le précipité formé par les peptones et les alcaloïdes est soluble à chaud et dans l'alcool.

5° *Par le réactif d'Esbach.* — C'est le réactif dit picrocitrique. On le prépare en dissolvant 1 gramme d'acide picrique et 2 grammes d'acide citrique dans 100 centimètres cubes d'eau distillée.

Ce réactif précipite aussi les peptones et les alcaloïdes, le précipité de peptone ne disparaît pas par la chaleur, l'acide nitrique le dissout.

Par l'acide picrique. — On acidifie avec de l'acide citrique ; à 5 centimètres cubes environ d'urine, on ajoute 0 gr. 10 d'acide picrique, chauffer ; s'il y a un précipité, présence d'albumine.

A froid, mettre 0 gr. 15 d'acide salicyl-sulfonique dans 5 centimètres cubes d'urine, le trouble indique la présence d'albumine.

Tungstate de soude. — Ce réactif décèle l'albumine dans 20.000 d'urine ; il ne précipite pas les alcaloïdes ; il précipite les peptones ; ce dernier précipité est soluble à chaud. On peut se procurer des papiers au tungstate sodique et acide citrique.

Iodure de mercure et potassium. — C'est le plus sensible des réactifs de l'albumine. Il précipite les peptones et les alcoloïdes végétaux. Ce dernier précipité est aussi soluble à chaud.

DOSAGE. — 1° *Par le tube d'Esbach,* procédé approximatif. — Ce tube a à sa partie supérieure un trait R, à sa partie moyenne un trait U et à sa partie inférieure des divisions et 1 à 7 correspondant aux quantités d'albumine en poids.

Verser l'urine jusqu'au trait U, puis le réactif jusqu'à R ; boucher avec le pouce et retourner le tube une dizaine de fois sans secousses, puis boucher. Le tube est ainsi laissé en repos pendant 24 heures.

Il suffit de lire la graduation correspondante à la surface supérieure du dépôt pour avoir en grammes la quantité d'albumine par litre. Dans le cas où une urine serait trop riche en albumine, il faudrait la diluer.

C'est un procédé défectueux sous plusieurs rapports. Souvent le précipité ne se tasse pas suffisamment ou irrégulièrement, parfois il flotte. De plus, les peptones sont aussi précipitées ainsi que les alcaloïdes. Ce procédé sera utile pour le dosage de petites quantités d'albumine dans les urines privées de peptones.

Cependant dans les cas où une urine contiendrait des peptones ou des alcaloïdes et de l'albumine, on pourrait doser cette dernière par différence en se servant de deux tubes d'Esbach.

Dans l'un l'on mettra de l'urine privée de son albumine par la chaleur, et dans l'autre, l'urine telle qu'elle a été émise. La différence dans la lecture des graduations donnera la quantité d'albumine.

Dosage par pesée. — C'est le procédé le plus exact. Opérer sur 50 à 100 centimètres cubes d'urine, suivant qu'elle en est plus ou moins riche en albumine. Acidifier par l'acide trichloracétique. Placer l'urine dans une capsule en porcelaine, agiter pour que le coagulum n'adhère pas à la capsule ; faire bouillir quelques secondes. Filtrer sur filtre taré, laver la capsule avec de l'eau distillée bouillante que l'on mettra sur un filtre. Laver le précipité avec de l'eau bouillante au moyen d'une pipette et terminer par le lavage à l'alcool chaud. Dessécher le précipité à l'étuve à eau chaude à 100°. Peser ; l'augmentation de poids est due à l'albumine, dont la quantité est ramenée au litre ou bien au volume des 24 heures.

Par ce procédé on perd une petite quantité d'albumine qui reste en solution dans les liquides.

L'urine qui contient du pus ou du sang est aussi albumineuse ; voir aux articles *pus* et *sang*.

Pathologie. — On ne peut rencontrer plus de 5 p. 100 d'albumine dans une urine, quantité que possède le sérum du sang.

On trouve l'albumine dans le typhus, la rougeole, choléra, diphthérie, ictère grave, érysipèle, la scarlatine, l'anémie, la chlorose, les affections du cœur, l'épilepsie ; dans tous ces cas le rein est intact. L'albumine de provenance rénale se présente dans les néphrites (maladie de Bright) ; il faut avoir recours à l'examen microscopique pour caractériser.

Toutes les albuminuries n'arrivent pas à la maladie de Bright, souvent l'albuminurie est intermittente. L'albuminurie a pour causes principales l'infection et l'intoxication.

Il existe des albuminuries fébriles, cardiaques, alimentaires, tuberculeuses, de la grossesse. La présence de l'albumine en assez grande quantité dans une urine pâle de densité faible (en cas de polyurie surtout) est un mauvais signe.

ALBUMINE PHYSIOLOGIQUE. — Beaucoup d'urines contiennent des traces d'albumine, pendant un temps plus ou moins long, sans que pour cela les sujets qui les émettent soient sous l'influence d'un état pathologique. On appelle *physiologique* une telle albumine. On la nomme aussi albumine *transitoire* ; il n'y a pas à s'en inquiéter. Il faut cependant veiller à ce que cette quantité ne soit pas sensiblement augmentée ; car ce serait alors un signe pathologique.

Globuline.

C'est une variété d'albumine, qui, comme la peptone, n'indique pas une altération des reins, mais un état particulier des albuminoïdes ; elle existe dans les globules du sang d'où elle a tiré son nom.

La globuline est insoluble dans l'eau, mais soluble dans les solutions des *sels neutres* ($NaCl$, AzH^4Cl et SO^2Mg). Ces mêmes sels en solution *acide* ou *alcaline* la précipitent.

La globuline est précipitée par l'alcool, l'acide azotique, le ferrocyanure de potassium, et le réactif de Tanret. (Tous ces caractères lui sont communs avec l'albumine vraie ou sérine.)

L'ammoniaque et l'acide acétique, ajouté l'un après l'autre, forment un précipité ; à condition de neutraliser l'un par l'autre ces deux réactifs. L'acide carbonique la précipite également.

Séparation. — Ajouter à l'urine une solution saturée de sulfate de magnésie (parties égales des deux liquides), mélanger à *froid*, abandonner le mélange dans un endroit frais pendant 24 heures. Il se forme au bout de ce temps un nuage opaque constitué par la globuline précipitée. La sérine se trouve dans le liquide filtré.

Albumose.

L'albumose est un corps intermédiaire entre l'albumine et les peptones.

Les cas d'*albumosurie* ne sont pas très fréquents, on a cependant trouvé 105 grammes sans lésions apparentes, on la rencontre de préférence dans la néphrite syphilitique et dans les maladies osseuses.

Une urine à albumose forme, par la chaleur, un coagulum plus ou moins abondant.

L'acide acétique ne trouble pas à froid, ni occasionne de coagulation à chaud.

L'acide trichloracétique donne un précipité soluble dans l'alcool fort et par la chaleur.

L'acide azotique concentré versé goutte à goutte y forme un précipité qui se redissout par le chaud et qui apparaît par refroidissement.

L'albumose peut se déposer même à l'état spontané. En un mot, l'albumose possède les caractères des peptones et des albumines. — Pour séparer l'albumose on sature l'urine par du sulfate d'ammoniaque, il se produit un précipité soluble dans l'eau, tandis que les albumines sont insolubles.

L'urine agitée avec de l'éther donne une masse demi-mucilagineuse, qui ne coule pas quand l'on renverse le tube. Je l'ai rencontrée dans un cancer du rein (urine n° 4, plus loin).

Peptones.

Corps albuminoïdes rendus solubles par la digestion ; dialysables, ni coagulables 'par la chaleur, ni précipités par l'acide azotique (caractères distinctifs d'avec l'albumine).

Recherche. — Pour rechercher la présence des peptones dans l'urine, il faut avoir soin de séparer auparavant l'albumine, au moyen de la chaleur ; l'albumine possédant des réactions analogues. Le réactif de Tanret, d'Esbach produisent un précipité soluble à chaud et dans l'alcool en cas de présence de peptones. Si ce réactif donne un précipité alors que celui de Bouchardat n'en occasionne pas, cette urine contient des peptones.

On ne peut caractériser les peptones dans les urines qui en contiennent de faibles proportions.

Les peptones sont aussi caractérisées par la coloration pourpre que prend sa solution en présence de la soude caustique et d'une petite quantité de sels de cuivre (réaction du biuret) ; il ne faut pas qu'il y ait de l'albumine.

Réactif de Bouchardat (alcaloïdes).

Iode.......................................	10 gr.
Iodure de potassium..................	20 gr.
Eau distillée............................	500 gr.

Ce réactif donne, avec les alcaloïdes, un précipité soluble à chaud et dans l'alcool.

Le réactif de Millon donne une couleur rose clair, plus ou moins intense en cas de peptones.

Physiologie-Pathologie. — Dans les cas non pathologiques, dans la dispepsie, par exemple, la peptone est d'origine intestinale. A l'état de maladie on la rencontre dans la fièvre typhoïde, la variole, scarlatine, érysipèle, tuberculose, gangrène, pneumonie, pleurésie, cancer et abcès. Dans la malaria l'urine est plus riche en peptone après l'accès fébrile ; et la peptonurie est proportionnelle à la gravité de la maladie.

Glycose $C^6H^{12}O^6$.

Le glycose ou glucose, sucre de raisin, sucre diabétique, se trouve à l'état normal dans l'intestin, dans le chyle en cas d'indigestion d'aliments sucrés ou amylacés. Dans le sang, dans l'urine du fœtus pendant la vie fœtale.

Pour la recherche du glucose il faut que l'urine soit privée d'albumine.

Recherche par le bismuth. — Prendre 5 centimètres cubes d'urine, ajouter 1 centimètre cube de lessive de soude ou de potasse et une pincée de S. N. de bismuth, chauffer jusqu'à ébullition. Si l'urine contient du sucre, elle noircit par réduction du bismuth.

Pour plus de commodité, on peut employer une pastille de soude caustique et une pastille comprimée de S. N. de bismuth facilement transportables au lit du malade.

Recherche par la liqueur de Fehling.— Mettre dans un tube à essai 2 centimètres cubes de liqueur de Fehling, chauffer pour voir si elle trouble (auquel cas il faudrait rejeter la liqueur et en faire de la nouvelle). Si la liqueur ne trouble pas, elle peut être employée. Verser une dizaine de gouttes d'urine de manière qu'elle reste à la surface; s'il y a beaucoup de sucre il se formera une coloration jaune puis rouge, dans le cas contraire ajouter encore une petite quantité d'urine et chauffer ; s'il ne se forme pas de *couleur* et de *précipité rouge jaunâtre*, il y a absence de glucose.

Le glycose décolore la liqueur de Fehling en réduisant le sel bleu de cuivre à l'état d'oxyde rouge.

Il est bon de déféquer l'urine en mettant une vingtaine de gouttes de sous-acétate de plomb liquide et précipitant l'excès de plomb par quelques centimètres cubes de solution saturée de sulfate ou carbonate de soude. Filtrer et le liquide sera soumis à la réaction de Fehling.

Si l'urine est ammoniacale, on doit chasser l'ammoniaque, en faisant bouillir l'urine avec de la lessive de soude.

La liqueur de Fehling peut aussi être réduite par : la créatinine, le sulfonal, le chloroforme, le salol, le chloral, le bromoforme, l'acétone, le formol et l'ingestion d'asperges.

Réaction de l'indigo. — Mettre 10 gouttes d'urine dans environ 10 centimètres cubes d'eau, puis du nitro-phényl propiolate de soude, chauffer ; s'il existe du sucre, le liquide deviendra bleu. Il faut parfois chauffer pendant quelques minutes. Il existe dans le commerce du papier au carmin d'indigo et carbonate de soude.

Enfin, si l'on chauffe de l'urine dans un tube, en agitant, il caramélisera le sucre sur les bords ; cette réaction se fait mieux dans une capsule.

Dosage par la liqueur de Fehling. — Préparation du réactif. Faire fondre 34 gr. 64 de sulfate de cuivre pur dans 300 grammes environ d'eau distillée.

D'autre part, dissoudre 173 grammes de sel de Seignette dans 500 centimètres cubes environ de lessive de soude (D = 1120).

Mélanger les deux liqueurs, compléter le volume à 1.000 centimètres cubes avec de l'eau distillée.

Titrage de liqueur. — Prendre 4 gr. 75 du sucre pur pulvérisé : le dessécher à 100° ; dissoudre dans de l'eau distillée 200 grammes environ, chauffer avec 2 grammes d'acide sulfurique pendant une demi-heure environ ; après refroidissement compléter le volume à 1 litre ; *bien mélanger.*

10 centimètres cubes de cette liqueur contiennent 0 gr. 05 de glucose. Mesurer 10 centimètres cubes de liqueur Fehling dans un petit ballon avec environ un volume égal d'eau distillée ; porter à l'ébullition. Introduire peu à peu la solution de glycose dans le liquide bouillant, après chaque addition de glycose chauffer. Continuer jusqu'à ce que la coloration bleue ait disparu. S'il a fallu ajouter 10 centimètres cubes de liqueur sucrée, cela signifiera que 0,05 de glucose ont réduit 10 centimètres cubes de liqueur de Fehling. S'il a fallu 12 centimètres cubes par exemple de li-

queur sucrée le titre sera donné par la formule suivante :

$$\frac{12}{x} = \frac{10}{0,05} \quad \text{d'où} \quad x = \frac{0,05 \times 12}{10}$$

Application à l'urine. — Si l'urine est peu riche en sucre, ce qui aura été indiqué par sa faible densité, il faudra opérer sur l'urine déféquée avec addition du moins possible d'eau.

Si l'urine a, de plus, indiqué une forte réduction à l'examen, il faut en la déféquant ajouter de l'eau pour arriver à un dosage plus exact.

Verser alors dans un ballon 10 centimètres cubes de liqueur de Fehling, ajouter 2 centimètres cubes environ de lessive de soude et un peu d'eau distillée, porter à l'ébullition, verser l'urine avec la burette divisée en dixièmes de centimètres cubes jusqu'à décoloration complète et formation de précipité jaune rougeâtre.

Supposons que la liqueur de Fehling, soit dosée de manière que 10 centimètres cubes soient réduits par 0,05 de sucre, on aura la quantité par litre

$$\frac{10}{0,05} = \frac{1.000}{x} \quad \text{d'où} \quad x = \frac{1.000 \times 0,05}{10}$$

Il est bon de contrôler le dosage du sucre au moyen de la liqueur de Fehling (dans les cas douteux), par le saccharimètre Soleil ou mieux par le diabétomètre à pénombre d'Yvon. Nous nous servons de ce dernier dans notre laboratoire.

Cent. cubes	Quantités	+ 1/10	+ 2/10	+ 3/10	+ 4/10	+ 5/10	+ 6/10	+ 7/10	+ 8/10	+ 9/10
1	50 00	45 44	41 68	38 46	35 70	33 32	31 24	29 40	27 76	26 30
2	25 00	23 80	22 72	21 72	20 64	20 00	19 22	18 50	17 84	17 24
3	16 66	16 00	15 62	15 14	14 50	14 28	13 88	13 50	13 14	12 82
4	12 50	12 18	11 90	11 62	11 36	11 10	10 86	10 62	10 40	10 20
5	10·00	9 80	9 60	9 42	9 24	9 08	8 92	8 76	8 62	8 50
6	8 32	8 18	8 06	7 92	7 80	7 68	7 56	7 44	7 34	7 24
7	7 14	7 04	6 94	6 86	6 78	6 66	6 56	6 48	6 40	6 32
8	9 24	6 16	6 08	5 02	5 94	5 88	5 80	5 74	5 68	5 60
9	5 54	5 48	5 42	5 36	5 30	5 24	5 20	5 16	5 12	5 06
10	5 00	4 94	4 90	4 82	4 78	4 76	4 70	4 66	4 62	4 58
11	4 54	4 50	4 46	4 42	4 38	4 34	4 30	4 26	4 22	4 20
12	4 16	4 14	4 12	4 08	4 04	4 00	3 08	3 96	3 92	3 86
13	3 84	3 80	3 78	3 76	3 74	3 70	3 68	3 66	3 62	3 58
14	3 56	3 54	3 52	3 48	3 46	3 44	3 42	3 40	3 36	3 34
15	3 32	3 32	3 28	3 26	3 24	3 22	3 20	3 18	3 16	3 14
16	3 12	3 10	3 08	3 04	3 04	3 72	3 00	2 98	2 96	2 94
17	2 94	2 92	2 90	2 88	2 86	2 84	2 82	2 82	2 80	2 78
18	2 76	2 76	2 74	2 72	2 70	2 70	2 68	2 64	2 64	2 64
19	2 62	2 62	2 60	2 60	2 58	2 56	2 66	2 54	2 52	2 52
20	2 50	2 50	2 48	2 48	2 44	2 42	2 42	2 40	2 40	2 38
21	2 36	2 36	2 34	2 34	2 32	2 32	2 38	2 30	2 28	2 28
22	2 26	2 26	2 24	2 24	2 22	2 22	2 20	2 20	2 18	2 18
23	2 16	2 16	2 14	2 14	2 12	2 12	2 12	1 10	2 10	2 02
24	2 08	2 08	2 06	2 06	2 06	2 04	2 04	2 02	2 02	2 02
25	2 00	1 98	1 98	1 96	1 96	1 96	1 94	1 94	1 92	1 92
26	1 92	1 92	1 90	1 90	1 88	1 88	1 88	1 86	1 86	1 86
27	1 84	1 82	1 82	1 81	1 82	1 80	1 80	1 80	1 80	1 80
28	1 78	1 76	1 74	1 74	1 74	1 74	1 74	1 74	1 68	1 72
29	1 72	1 70	1 70	1 70	1 70	1 68	1 68	1 68	1 68	1 66

Nous donnons, un tableau indiquant la richesse en glucose pour 1.000 *centimètres cubes d'urine* suivant le nombre de centimètres cubes nécessaires pour réduire 10 centimètres cubes de liqueur de Fehling titrée à $\dfrac{0,05}{10}$.

Une urine peut contenir de la saccharose ou de la levulose en même temps que du glucose ; dans ce cas, le dosage par la liqueur de Fehling se fait difficilement. Le précipité ne se dépose pas facilement et la liqueur reste trouble.

DIABÉTOMÈTRE A PÉNOMBRES

Système Yvon.

Instruction qui accompagne l'appareil.

La partie optique de cet appareil est la même que celle du polarimètre à pénombre, mais la partie mécanique différe ; voici succinctement sa composition :

L'éclairage est fourni par une *lampe à gaz à lumière monochromatique.* Les rayons lumineux traversent d'abord une *petite cuve*, contenant une solution de bichromate de potasse à 2 grammes pour 100 d'eau distillée, *le polariseur à pénombres*, le *tube* qui contient l'urine, puis l'*analyseur*, et enfin la *lunette* de *Galilée*. Ils sont alors reçus par l'œil de l'observateur.

L'analyseur est monté dans un tube solidaire d'un secteur denté, qui est mis en mouvement par une vis tangente, sur l'axe de laquelle est monté un *tambour*, dont chaque division correspond à un gramme de sucre diabétique par litre.

Il suffit donc de lire le *chiffre* qui est en regard de l'*index* pour avoir le *poids* en *grammes* du sucre diabétique contenu dans *un litre d'urine*.

Manière d'opérer. Réglage.

On dévisse un des bouchons du tube de 20 centimètres, on retire le galet en glace et, tenant verticale-
ment ce tube, on le remplit d'eau distillée, en laissant
deborder le liquide en forme de goutte, on glisse le
galet de manière à trancher la calotte sphérique du
liquide, on revisse le bouchon et on met le tube dans
la gouttière destinée à le recevoir.

On place la lampe à gaz à 15 centimètres environ
de l'extrémité de l'appareil, on l'allume, on règle
l'introduction de l'air par la virole à trous, on met
la cuillère en platine, contenant le chlorure de sodium fondu, à environ 30 millimètres au-dessus du
bec et tangentiellement en avant de la flamme, de
manière à avoir le plus possible de lumière monochromatique.

On dirige l'axe de l'instrument vers le point lumineux un peu au-dessus de la cuillère en platine, et après
avoir mis l'index à zéro, on vise à travers l'appareil
en tirant plus ou moins l'oculaire de la lunette, jusqu'à
ce qu'on distingue nettement la ligne verticale de séparation des deux demi-disques.

Si *les deux demi-disques* sont également *obscurs* ;
s'il n'existe entre eux aucune différence de teinte, l'appareil est *réglé*.

Si, au contraire, l'un des demi-disques paraît plus
éclairé que l'autre, on agit doucement sur *la vis hori-
zontale de réglage* dans un sens ou dans l'autre, jusqu'à ce que l'*égalité de teinte* soit obtenue.

En résumé, l'*appareil est réglé*, lorsque le *zéro* du

tambour, coïncidant avec l'index, les deux demi-disques présentent absolument la même *teinte obscure*.

N. B. — *Ne jamais agir* sur le petit bouton vertical qui rend solidaire la lunette oculaire avec le tube du diabétomètre, si ce n'est pour enlever la lunette et la nettoyer — dans ce cas, avoir bien soin de remettre le bouton dans la rainure de la baïonnette, de le pousser jusqu'à la butée et de le serrer dans cette position. (Ce bouton se trouve au-dessous de la lunette d'observation.)

Décoloration.

L'urine diabétique est généralement colorée ; pour en faire l'examen optique, il est nécessaire de la décolorer, soit par le *charbon*, soit par le *sous-acétate de plomb*.

Si on décolore par le *charbon*, on met dans une fiole 100 grammes d'urine et 5 à 10 grammes de charbon lavé, on agite vivement, puis on filtre sur un papier double, afin d'obtenir un liquide entièrement transparent.

Si on emploie le *sous-acétate de plomb*, on mesure, dans une éprouvette graduée, 100 centimètres cubes d'urine, on y ajoute 10 centimètres cubes de sous-acétate de plomb, on agite et on filtre.

Ce dernier procédé est préférable.

Dosage.

Le liquide étant parfaitement transparent, on remplit le tube de 20 centimètres avec les précautions déjà indiquées, on place le tube sur l'appareil *réglé à zéro*, on assure de nouveau *la mise au point* par le jeu de l'oculaire.

Si l'urine contient du sucre, l'égalité de teinte des demi-disques est détruite, on agit doucement sur le tambour divisé, dans le sens des divisions, en continuant à regarder les deux demi-disques, jusqu'à ce que l'égalité de teinte soit rétablie.

La lecture de la division donnera, comme il est dit plus haut, le nombre de grammes de sucre diabétique contenu dans un litre d'urine, si la décoloration a été faite avec le charbon.

Si on s'est servi, pour la décoloration, du sous-acétate de plomb, il faut ajouter au nombre trouvé 1/10 en sus ; c'est-à-dire que si la division indique, je suppose, 12 grammes, on ajoutera 1 gr. 20, et le nombre réel sera 13 gr. 20.

Observations.

Les divisions sont assez espacées pour qu'on puisse apprécier facilement le quart de chacune ; on a donc une approximation de 25 centigrammes *par litre*.

Après chaque opération, il faut nettoyer le tube avec de l'eau distillée, surtout lorsqu'on a décoloré par le sous-acétate de plomb, car avec l'eau ordinaire, il se formerait un précipité blanc, adhérent à la paroi du tube et à la surface des verres, qui gênerait pour les opérations suivantes.

S'il arrivait que la quantité de sucre fût assez élevée pour que le nombre de divisions devienne insuffisant, on étendrait l'urine d'un volume égal d'eau, et, par suite, on doublerait le résultat.

Il faut avoir soin de changer la dissolution de bichromate de potasse lorsqu'elle devient trouble. On enlève la bonnette qui porte la cuve, on la dévisse en son milieu, on enlève l'obturateur en glace, on change le liquide, on remet l'obturateur en place, puis on revisse la bonnette.

Par suite des changements brusques de température, le polariseur se couvre d'une couche d'humidité qui empêche toute mesure ; dans ce cas, on essuie le polariseur avec un linge très doux et on le remet bien à sa place, ce qui est facile, toutes les pièces étant goupillées.

Physiologie Pathologie. — La glycosurie peut être accidentelle ou permanente ; une urine après un repas copieux peut contenir du sucre, et à la suite d'ingestion de matières sucrées, d'où *glycosurie alimentaire*. La glycosurie ou *diabète sucré* est trois fois plus fréquente chez l'homme que chez la femme ; elle se déclare le plus souvent à l'âge adulte. Dans la glycosurie il y a généralement *polyurie*. C'est cette perte d'eau par les urines qui force les diabétiques à absorber une grande quantité de liquides.

Il y a aussi glycosurie dans le catarrhe stomacal, la cirrhose du foie et dans les troubles du système nerveux.

La somatose donne la glycosurie.

Les urines des glycosuriques qui donnent une coloration rouge brun avec le perchlorure de fer (présence d'acétone) indiquent un état grave.

Bile dans l'urine.

L'urine normale ne contient pas de bile ; les urines bilieuses sont foncées, brunes, rouges et même vertes ; la réaction d'une telle urine est *neutre* ou *alcaline*. Elles moussent par l'agitation. Certains médicaments (rhubarbe, santonine, séné) donnent aux urines un aspect se rapprochant de celui des urines bilieuses ou autrement dit ictériques. (Voir plus loin à médicaments dans l'urine).

A la suite d'ingestion de champignons les urines prennent un aspect ictérique, sans contenir de la bile : en effet, j'ai constaté qu'elles ne précipitent pas le soufre, ne se colorent pas en vert par la teinture d'iode, ni par les persulfates de soude et d'ammoniaque.

Dans l'ictère orthopigmentaire à pigment normal, la bile se sépare aisément en agitant avec l'alcool méthylique par exemple ; ce dernier se colore en vert. Dans l'ictère hémaphéique, au contraire, l'urine, agitée avec de l'alcool amylique, colore ce dernier en jaune ; ce n'est que par oxydation ultérieure, au moyen de persulfate, que la coloration verte apparaît. L'ictère orthopigmentaire est dit biliphéique. L'ictère vrai peut apparaître encore dans certaines maladies infectieuses (pneumonie, pleurésie, péricardite, appendicite, érysipèle, infection purulente, septicémie). C'est surtout dans la pneumonie qu'on le rencontre.

Voici les autres réactions que j'ai pu constater : dans les urines peu chargées en bile, il est bon de faire la réaction avec la teinture d'iode diluée au dixième, car, avec la teinture d'iode pure, l'on ne peut pas voir se former la coloration verte noyée dans celle de la teinture concentrée.

Dans une urine fortement ictérique, l'acide azotique donne une coloration violette intense ; l'éther se colore en jaune.

Une urine bilieuse laisse déposer le soufre ; il faut que l'urine soit fraîche et filtrée. La teinture d'iode au 1/10 donne une coloration verte. De même chauffée avec du persulfate de soude ou d'ammoniaque sans addition d'acide, il se produit une coloration verte. Si l'urine contenait peu de pigments, il faudrait les déplacer en agitant l'urine avec de l'alcool amylique ; celui-ci peut être vert ou jaune en faisant agir les persulfates sur la solution amylique, le vert est renforcé ou se formera suivant le cas.

Procédé Huppert. — L'urine est additionnée de lait de chaux ou de chlorure de chaux ammoniacal ; l'urine contient-elle des matières colorantes de la bile, il se produit un précipité jaune de chaux bilirubinée ; l'alcool chaud contenant de l'acide sulfurique le dissout en se colorant en vert. L'administration aux malades de la rhubarbe et du séné donne au précipité une coloration rouge rosé, tandis que l'alcool acide est coloré en jaune orangé.

Urobiline.

L'*urobiline* ou *hydrobilirubine* est un des pigments normaux de l'urine quand il se trouve en petite quantité ; elle communique une couleur rougeâtre quand la proportion est forte.

L'urobiline donne avec le chlorure de zinc ammoniacal une fluorescence verte. On l'extrait en la précipitant par l'acétate de plomb. Ce précipité recueilli est lavé par de l'alcool acidulé par l'acide sulfurique ; le pigment se dissout. Sur le liquide filtré on ajoute une solution de chlorure de zinc ammoniacal.

Les urines à urobiline donnent avec l'acide nitrique concentré une couleur acajou qui fonce à chaud. Si on chauffe ensuite en présence du persulfate de soude ou d'ammoniaque, la coloration s'accentue.

Agiter dans une ampoule à robinet 100 centimètres cubes d'urine, 8 à 10 gouttes de HCl, et 20 centimètres cubes de chloroforme. Laisser déposer et décanter 2 à 3 centimètres cubes du chloroforme contenu au fond de l'ampoule ; au liquide filtré on ajoute 4 à 6 centimètres cubes de la solution suivante :

Acétate de zinc cristallisé.......... 0 gr. 10
Alcool à 95°..................... 100 cmc.

S'il y a de l'urobiline dans l'urine, il se forme, à la surface de séparation des deux solutions, un anneau vert fluorescent, **caractéristique**, qui se détache très bien sur un fond noir.

Quand la proportion est forte, elle indiquerait d'après certains auteurs une altération des cellules hépatiques. L'urine est encore fortement colorée en cas de fièvre, certaines maladies de cœur, après des excès musculaires, de fortes transpirations ; maladies de foie notamment dans la congestion hépatique.

Sang dans l'urine.

Quand le sang passe en nature dans l'urine, il y a *hématurie* ; quand, au contraire, ce n'est que le principe colorant qui est dissout, il y a *hémoglobinurie*. Une urine sanglante est toujours albumineuse.

RECHERCHE. — 1° *Procédé de Heller*. — Mélanger 3 volumes d'urine avec 1 volume de lessive de soude; chauffer ; le liquide se colore en brun rouge et laisse se former par le repos un dépôt rougeâtre couleur de la rouille (la rhubarbe, le séné et la santonine donnent la même réaction).

2° *Procédé Schonbein*. — Mélanger parties égales de teinture de gayac et d'essence de térébenthine. Faire couler de ce mélange au-dessus de l'urine ; à la surface de séparation apparaît une couche blanchâtre qui devient jaune puis verte.

3° *L'eau oxygénée* dans une urine contenant du sang occasionne une mousse abondante, surtout si l'on agite.

4° *Examen microscopique*. — Dans le cas d'urine récente on rencontrera les globules. Dans une urine décomposée les globules disparaissent et l'hémoglobine s'y dissout ; on pourra alors obtenir les cristaux de chlorhydrate d'hémine caractérisables au microscope.

Il y a des *petites hémorrhagies* dans le cas de cystite, tuberculose de la vessie ; hypertrophie de la prostate ; de calculs rénaux et vésicaux.

Les *grandes hémorrhagies* sont dues aux traumatismes vésicaux et rénaux. Quand l'hémorrhagie est abondante, il peut se former des caillots. La présence des cylindres et des cellules caractéristiques indique-ront l'origine du sang.

Pour plus de détails voir plus loin l'article *sang*.

Hémoglobinurie.

Il y a hémoglobinurie : 1° quand les globules san-guins sont détruits ; 2° quand l'hémoglobine traverse les globules pour aller se dissoudre dans l'urine. C'est par suite de pauvreté de chlorure de sodium dans le sang que ce dernier fait se produit. Dans ces cas il y a très peu ou même pas de globules rouges dans l'urine, bien que celle-ci soit très colorée. Les urines dans l'hémoglobinurie contiennent aussi de l'albumine. Cette albumine coagulée par la chaleur ne précipite pas au fond du récipient, mais surnage en flocons à la surface de l'urine.

On rencontre l'hémoglobinurie dans l'impaludisme, la malaria, les fièvres des pays tropicaux, la syphilis, à la suite d'un refroidissement subit ; des exercices musculaires trop énergiques ; la diète prolongée, les affections du rein. Certains corps peuvent l'occasion-ner, tels que le mercure, la quinine, le phosphore, le naphtol, le chlorate de potasse et l'acide phéni-que.

Le microscope permet d'y déceler quelques cylin-dres épithéliaux.

Mucus-mucine.

Le mucus est un liquide organique sécrété par les muqueuses de certaines glandes spéciales ; il est acide. Il doit sa consistance visqueuse à la *mucine*, composé azoté, qui se gonfle dans l'eau sans se dissoudre. La mucine est cependant soluble dans les alcalis et les acides minéraux ; *insoluble dans l'acide acétique* qui fait apparaître des stries, et la rend plus apparente dans l'urine.

D'après ses caractères chimiques, on conçoit que la mucine et, par suite, le mucus doivent se tenir en suspension dans une urine acide ; dans une urine alcaline, elle est dissoute.

Recherche. — Les réactifs employés pour déceler la mucine sont : les acides citrique et acétique.

Avec l'acide citrique on fait une solution concentrée que l'on verse à la surface de l'urine au moyen d'une pipette, il apparaît en cas de présence de mucine une surface blanchâtre à l'intersection des deux liquides.

Des leucocytes accompagnent le mucus.

La mucine est un produit de transformation qui prend naissance par la fermentation ammoniacale.

Pathologie. — Le mucus est l'indice d'une irritation de la muqueuse du système urinaire ; on le rencontre dans la blennorrhagie, dans certaines maladies fébriles, catarrhe vésical, cystite, congestion rénale. La quantité augmente surtout dans les catarrhes des voies urinaires ; le mucus produit alors un nuage volumineux dans l'urine.

Examen microscopique. — Pour l'observer il faut traiter l'urine par l'acide acétique qui rassemble le mucus en filaments translucides. Les leucocytes du mucus vésical non purulent ont un volume environ trois fois plus petit que celui des globules du pus. Il existe en même temps des cellules épithéliales.

Pus dans l'urine.

L'urine purulente contient toujours de la *mucine*, et un peu d'albumine (moins de 1 gramme par litre généralement). Ces urines ont une réaction rarement acide, mais *neutre* ou *alcaline*. Chaque fois qu'une urine renferme beaucoup de leucocytes et que l'on aura trouvé très peu d'albumine, cette urine est souvent d'origine purulente (*pyurie*).

Le pus est quelquefois si abondant qu'il constitue un fort dépôt gélatinoïde au fond dans l'urine qui est alcaline. On peut alors à peine le détacher, il s'étire en filaments.

Si sur ce dépôt on verse un peu d'acide, l'acétique par exemple, il se produit une légère effervescence et le pus gagne la surface de l'urine. Cette masse crémeuse recueillie et agitée avec de la lessive de soude (par le moyen d'une baguette de verre), se dissout; on obtient alors une masse homogène *transparente* qui se délie dans l'eau. Les acides ne donneront plus qu'un louche dans ce liquide. Cette masse est formée par les globules du pus.

Nous avons eu à examiner récemment une urine qui contenait environ 20 grammes de pus ; cette urine remise par un de mes confrères, avait les caractères suivants :

Réaction...................	alcaline
Albumine..................	quantité indosable
Mucine....................	traces
Densité...................	1.030
Acide phosphorique.......	2 gr. 40 par litre
Urée.....................	25 60

Pathologie. — Il y a présence du pus dans les urines, dans les inflammations du rein et de la vessie, les cystites, fièvre puerpérale, typhoïde, diphtérie, scorbut, néphrites. On y rencontre souvent des globules de sang en même temps que ceux du pus.

Dans la cystite chronique, les globules s'agglutinent comme il vient d'être dit. La présence continue du pus est due à une inflammation catarrhale. Le pus peut avoir aussi un abcès pour origine, ou une infection par le gonocoque et le staphylocoque. D'autre part, la pyurie est différente dans les deux cas. Dans la pyélo-néphrite l'urine est uniformément trouble, elle a une apparence laiteuse ; le pus est intimement mélangé à l'urine et s'écoule pendant toute la durée de la miction. Dans la cystite, au contraire, le pus s'écoule au début ou à la fin de la miction ; pour s'en assurer, il suffit de faire l'expérience des deux verres de M. Guyon.

Matières grasses des urines.

Ces urines ont un aspect laiteux, dû au passage dans l'urine de corpuscules graisseux ; cet état se présente surtout pendant la digestion. Les urines à matières grasses comprennent :

1° URINES GRASSES PROPREMENT DITES. — Ces cas sont rares chez nous, on les rencontre surtout dans les pays chauds. A l'examen microscopique on perçoit les globules gras muriformes luisants, qui ne fixent pas les couleurs d'aniline. Ces urines peuvent en outre contenir de l'albumine. Les urines grasses s'éclaircissent par agitation avec l'éther, la benzine et le chloroforme (caractère différenciant les urines purulentes) ; ces dissolvants évaporés, il reste, comme résidu, les matières grasses. Ces corpuscules gras sont presque exclusivement constitués par de la margarine à l'état de cristaux allongés minces.

2° URINES CHYLEUSES. — Ces urines renferment aussi des matières grasses qu'accompagnent l'albumine, la fibrine, des *leucocytes* et parfois du sang. Les globules gras sont plus petits que dans les urines précédentes. Par le repos, les urines chyleuses se divisent en trois couches ; l'inférieure très épaisse, celle du milieu fluide, légèrement opaque, et la supérieure crémeuse. Ce fait se produit surtout dans les urines du soir. Ces urines se clarifient par l'éther en dissolvant la matière grasse. La moyenne des matières grasses est de 9 p. 1.000.

Leur aspect a fait croire à la présence du lait dans de telles urines ; il n'y a aucun principe laiteux. Ces urines ne sont pas symptomatiques d'une affection rénale, mais plutôt d'une maladie de foie. En effet, c'est surtout dans les pays chauds où les maladies du foie sont fréquentes qu'on rencontre les urines chyleuses.

Ces urines peuvent même se prendre en gelée. La chylurie est souvent une conséquence de l'hématurie.

3° URINES HUILEUSES. — Les urines huileuses ont à leur surface uue légère couche d'huile ; l'huile peut provenir de l'alimentation ou bien avoir été absorbée comme médicament.

Pathologie. — Il y a élimination de graisse par les urines (*lipurie*) dans les maladies calculeuses du pancréas, les cystites purulentes, la dégénérescence graisseuse des reins, dans les uréthrites, la grossesse, les maladies purulentes.

Acétone CH^3COCH^3.

L'acétone est un liquide incolore, limpide, inflammable, volatil, d'une odeur éthérée. On l'obtient par la distillation sèche des acétates. Odeur analogue à celle de la pomme ou encore du cidre ; réduit la liqueur de Fehling.

Recherche. — 1° On peut la distiller de l'urine en présence de l'acide phosphorique ; les quantités moyennes trouvées sont de 10 à 12 centimètres cubes.

2° *Par le procédé Legal.* — Ajouter à l'urine quelques gouttes d'une solution fraîche de nitroprussiate de soude et quelques gouttes de lessive de putasse à 1/10, il se produit une coloration rouge qui pâlit quand il y a de l'acétone.

3° *Par le perchlorure de fer.* — L'urine à acétone donne une coloration rouge par quelques gouttes de perchlorure de fer.

Pour déceler l'acétone dans l'urine de diabétique,

j'utilise la poudre de nitro-benzaldéhyde (0 gr. 10).
Celle-ci, chauffée dans un tube avec peu d'urine, m'a
donné une couleur marron foncé.

Physiologie-Pathologie. — La formation de l'acétone n'est pas encore connue. Les urines à acétone
sont peu abondantes, par suite très denses et foncées
en couleur. L'acétone accompagne les maladies à
haute température : le diabète, la pneumonie, la rougeole scarlatine, le cancer et quelques maladies du
tube digestif. La présence de l'acétone dans l'urine
(*acétonurie*) est considérée comme un mauvais symptôme, qui indique la prédisposition au coma.

L'acétone dans l'urine des femmes enceintes serait
le symptôme de la mort du fœtus.

L'acétone dans les urines diabétiques est toujours
accompagnée d'*acide diacétique*, que l'on peut caractériser de la manière suivante :

Prendre 15 centimètres cubes d'urine, y mettre 5
à 10 gouttes d'acide sulfurique concentré, puis 2 ou
3 centimètres cubes d'une solution d'acide iodhydri-
que à 6 p. 100 ; le mélange prend une couleur rose
plus ou moins intense suivant la richesse en acide
acétique.

La réaction par le perchlorure de fer ne donne aucune certitude ; les urines se colorent en rouge madère
bien qu'il n'y ait pas d'acide diacétique.

Indican ou uroxanthine.

C'est une amine qui se présente sous la forme d'un
liquide sirupeux, jaune, très amer ; acide, soluble

dans l'eau et l'alcool ; réduit la liqueur de Fehling.
Il se décompose dans l'urine en formant de l'indigo,
qui colore les urines en bleu ; cette réaction se produit
surtout au moment de la putréfaction des urines. Parfois, ces urines se couvrent d'une pellicule irisée dans
laquelle le microscope permet de déceler des cristaux
bleus d'indigotine.

Recherche. — *Par le procédé Hammarsten.* —
Mélanger l'urine avec un volume égal d'acide chlorhydrique fumant, puis ajouter goutte à goutte une solution concentrée de chlorure de chaux ; agiter ensuite
avec du chloroforme qui se colore en bleu en présence
de l'indican. Il ne faut pas ajouter un excès de solution de chlorure de chaux qui décolorerait. La solution
doit être à 5 p. 100 d'hypochlorite de chaux : 4 à 7
gouttes décolorent l'indigo d'une urine normale. En
cas de collection purulente, la décoloration complète
ne peut s'obtenir qu'avec un nombre de gouttes compris entre 20 et 80.

Pathologie. — L'indican se produit dans les putré-
factions, dans le choléra avec formation d'indigo ;
dans les suppurations latentes ; dans les affections
intestinales ; affections cancéreuses, tumeurs, carci-
nome du foie, gastro-entérite, hernie étranglée, catarrhe intestinal, péritonite ; lésion de la moelle épinière.

Physiologie. — On trouve toujours dans l'urine
des traces d'indican, qui augmentent avec une nourriture azotée, et dans les mauvaises digestions.

L'indican proviendrait des matières albuminoïdes
qui se transformeraient d'abord en indol. Les bactéries et les alcalis transforment en effet les matières

albuminoïdes, provenant de la digestion pancréatique, en indol (docteur Sicard).

Urine d'auto-intoxication.

L'absorption incessante des principes septiques, toxiques ou autres de l'intestin, occasionne des infections qui, pouvant partir d'un simple mal de tête, peuvent produire des vertiges. Cette action toxique s'exerce donc sur les centres nerveux circulatoires et sur les différents organes de l'économie (foie, pancréas, rate, utérus, etc.).

La réaction d'auto-intoxication que je donne plus loin renseignera utilement. Les résultats d'analyse ci-joints constatent le fait.

Parmi ces intoxications, les unes sont le résultat de l'insuffisance de l'élimination des pistons ou toxines fabriqués dans l'organisme (éclampsie puerpérale, convulsions de l'urémie du mal de Bright, de l'ictère grave).

Comme l'on sait, un grand nombre d'états pathologiques sont suscités par les microbes qui fourmillent dans le tube digestif et les conduits excréteurs des glandes annexes. Le diabète même a souvent pour origine une angiopancréatite par auto-infection. L'on a, en effet, observé chez des sujets diabétiques l'existence d'ictère antérieur, de coliques hépatiques, d'entérite, de rhumatisme. Il y a une diathèse d'auto-infection.

La diète lactée diminue la toxicité urinaire ; l'urine devient claire par le lait et présente un reflet jaune verdâtre. Sa densité diminue ; l'urine contient alors toujours une plus grande quantité d'urée que normalement.

Je détermine cette réaction en mettant dans un tube à essai de l'urine avec 0 gr. 15 d'un mélange à parties égales d'aloïne et diamido-phénol, et chauffant. Il se produira au bout d'une minute une coloration d'autant plus rouge que l'infection est plus grave.

Cette réaction peut se produire en même temps que celle de l'urobiline ou indépendamment. J'ai rencontré cette coloration intense dans divers cas de cancers et de fièvre typhoïde.

Cholestérine.

La cholestérine existe dans presque tous les liquides organiques ; dans le cerveau, la substance grise,

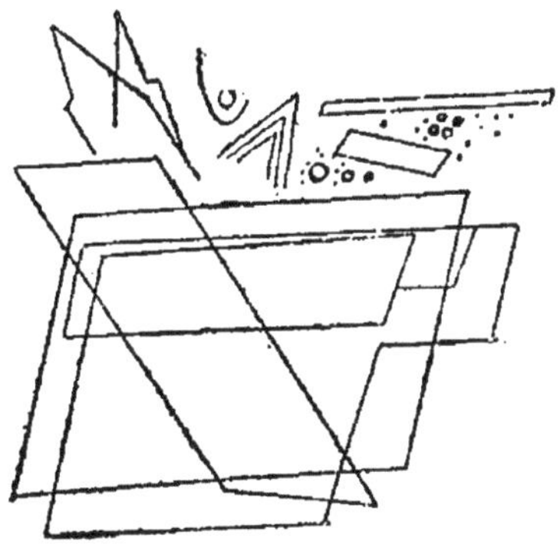

Fig. 9. — Cholestérine.

les nerfs, les calculs biliaires. On ne la trouve pas normalement dans les urines.

La cholestérine se présente en *lamelles nacrées,*
inodores, insipides, peu solubles dans l'eau, plus solubles dans l'alcool et l'éther ; solubles dans le chloroforme, la benzine et les corps gras. Se combine avec
les acides ; l'acide azotique la convertit en acide cho-
lestérique.

Recherche. — Traiter un cristal par l'acide sulfurique concentré, ajouter un peu de chloroforme, il se
produit une coloration rouge qui finit par disparaître
après avoir passé par le bleu et le vert.

Physiologie-Pathologie. — La cholestérine augmente quand les oxydations organiques se ralentis-
sent, ce qui explique sa plus grande abondance chez
les vieillards. On la rencontre surtout dans la chylurie, dans la dégénérescence graisseuse des reins et
dans certaines néphrites, dans les produits excrémen-
titiels (bile, etc.).

Cystine.

La cystine se trouve dans certains calculs urinaires
et dans les sédiments. C'est un corps blanc, insipide,
inodore ; insoluble dans l'alcool, l'éther et l'eau. Elle
cristallise en prismes à six côtés ; se dissout dans les
alcalis et les acides minéraux, insoluble dans l'acide
acétique. Elle peut prendre naissance dans la digestion pancréatique des matières albuminoïdes.

La cystine ne donne pas la réaction de la murexide.

L'une qui la contient est pâle, peu acide ou alcaline
et d'une odeur désagréable.

Elle contient 26 p. 100 de soufre, qui donne naissance de l'hydrogène sulfuré dans une urine vieille.

Certains malades en évacuent sous forme de gravier. La cystine est plus fréquente dans l'urine des jeunes gens que chez les personnes âgées.

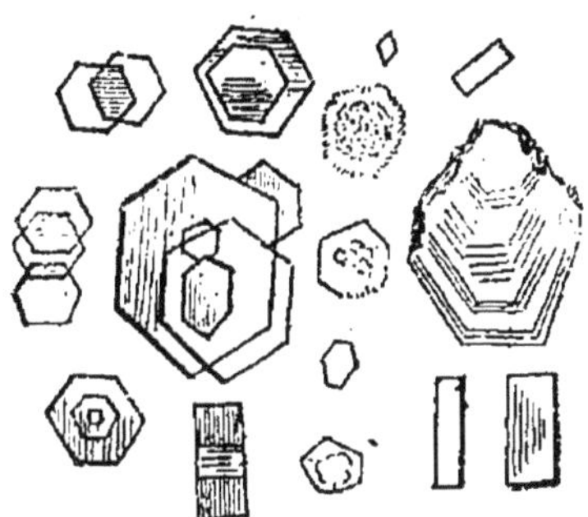

Fig. 10. — Cystine.

Recherche. — Traiter par l'ammoniaque le dépôt de l'urine ; la cystine se dissout. Ajouter à cette solution de l'acide acétique, la cystine se dépose en cristaux caractéristiques.

Elle donne avec les sels ferreux une coloration rouge, qui passe au bleu par quelques gouttes d'eau oxygénée ; cette couleur est détruite par les alcalis. On rencontre la cystine dans plusieurs affections du rein et du foie, elle indique un état grave.

Xanthine.

La xanthine se rencontre dans certains calculs, le foie, l'urine, le pancréas. Se rattache à l'acide urique, elle peut en effet être considérée comme de *l'acide ureux*.

Pure, elle est incolore, se distingue de l'acide urique
par sa solubilité dans l'ammoniaque ; donne une réaction analogue à la murexide obtenue non avec l'ammoniaque mais avec la soude.

Elle est très peu soluble dans l'eau froide, insoluble
dans l'alcool, l'éther ; soluble dans les solutions alcalines.

La xanthine n'a aucun intérêt pathologique.

Dépôts organisés des urines.

Pour recueillir les dépôts, mettre l'urine dans un
verre conique, laisser reposer quelques heures, décanter le liquide ; colorer à la fuschine ; les corps orga-
nisés fixeront seuls le colorant. Mettre sur la lame
de verre une goutte du dépôt, la recouvrir de la petite
lamelle. Il faut employer l'urine la plus récente possible.

α. Mucus. — Le mucus se présente sous forme de
filaments qui peuvent le faire confondre avec les cylindres hyalins ; ils sont plus larges, ramifiés, accom-
pagnés de leucocytes. L'acide acétique y produit des
stries. Les leucocytes sont les mêmes que ceux des
autres liquides organiques ; ce ne sont pas des globules de pus, en effet, par l'acide acétique il ne se produit pas de grosses granulations réfringentes.

β. Epithélium. — L'urine peut contenir les divers
épithéliums de tout le système urinaire ; mais il est
difficile, à part les cellules de la vessie et du vagin, de
pouvoir en déterminer l'origine. On a divisé les cellules épithéliales en trois catégories.

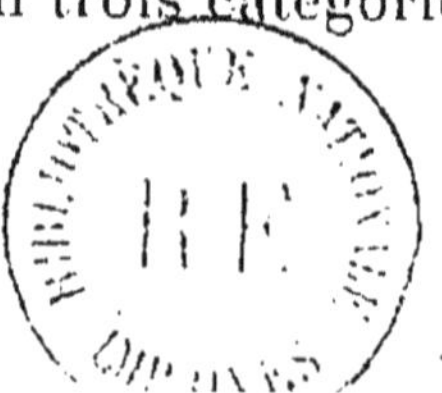

a) Cellules épithéliales rondes ou ovales. — Elles proviennent soit des tubes urinifères du bassinet, de la vessie ou de l'urethère ; elles sont grosses avec un seul noyau développé, ou bien plus petites avec aussi un noyau volumineux.

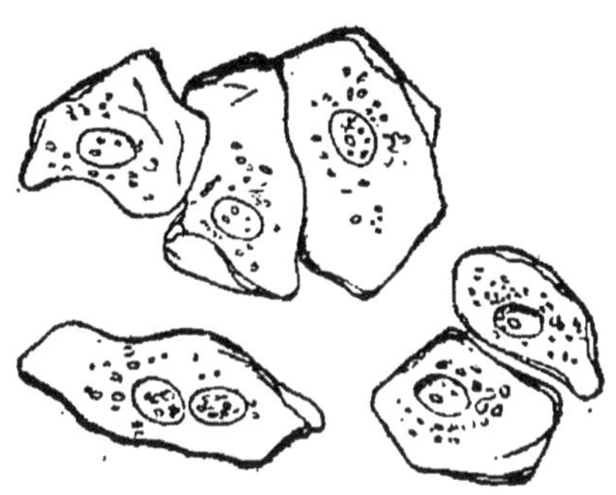

Fig. 11. — Cellules (vessie).

b) Cellules épithéliales polygonales. — Ces cellules proviennent de la vessie et du vagin ; elles sont plates, minces, plus ou moins polygonales avec un noyau à nucléole. Ces cellules de la vessie sont de plus petites dimensions ; on les rencontre toujours dans l'urine normale, en petite quantité cependant. — On les désigne encore sous le nom de cellules pavimenteuses. Celles du vagin sont plus allongées que celles de la vessie.

c) Cellules épithéliales cunéiformes ou caudées. — Ces cellules proviennent de la couche moyenne de l'épithélium du bassinet, dans ce cas elles sont petites et la partie renflée arrondie. Les cellules du col de la vessie sont rectilignes à la partie renflée et plus grosses que les précédentes.

d) Cellules des reins. — Cellules rondes ou polyèdriques, à noyau réfringent et assez gros. Ces cellules sont plus petites que celles de la vessie.

Tableau résumant les caractères typiques des cellules épithéliales que l'on rencontre dans l'urine.

1. Cellules épithéliales rondes ou ovales, un peu gonflées.	Très grosses (0^m016 à 0^m033) à un seul noyau volumineux (0^m011) très généralement.	*Urèthre.* *Vessie* (bas fond).
	A deux noyaux ou un noyau et granules nucléiformes (Kolliker).	*Bassinet, Uretères.* (couche superfic.)
	Beaucoup plus petites (0^m011 à 0^m015 environ).	*Rein* (rare à l'état isolé). *Vessie* (près du col).
2. Cellules épithéliales, lamelleuses, très minces, polygonales.	A noyau volumineux et souvent deux noyaux et granules nucléiformes.	*Bassinet et uretères.* (couche superfic.)
	Lamelles très grandes (0^m011 à 0^m045) mais à noyau très petit (0^m006).	*Vagin* et parties génitales extern. *Urèthre* (près l'orifice externe).
3. Cellules épithéliales cylindriques, ou fusiformes, en raquette, avec queue plus ou moins longue et plus ou moins contournée.	*Vessie. — Bassinet. — Uretères.*	

γ. **CYLINDRES.** — Les cylindres sont des moules albumineux des tubes urinifères, ils sont solides, allongés, droits ou courbes. Ces cylindres peuvent possé-

der à leur surface des cellules, des corpuscules graisseux, des hématies des globules de pus. On dit alors

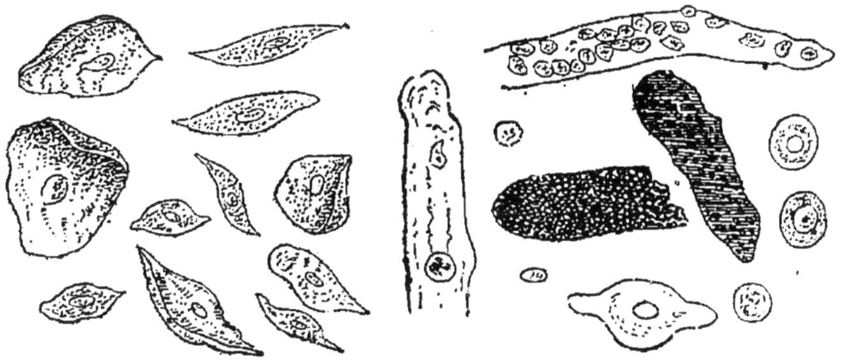

Fig. 12. — Epithélium du vagin.   Fig. 13. — Epithélium
                                         canaliculaire des reins.

qu'ils sont hyalins, granuleux, hémorrhagiques,
pyoïdes, épithéliaux.

Cylindres hyalins. — Pour les distinguer il faut les
colorier ; leurs bords sont parallèles, droits ou sinu-
eux. Ils disparaissent dans les urines alcalines, se con-
servent dans les urines acides. Ces cylindres se rencontrent surtout dans les néphrites albumineuses ; on
les trouve aussi dans les fièvres graves, sans qu'il y
ait altération des reins. Ils ne sont pas suffisants pour
caractériser une néphrite, car on en rencontre dans
les urines normales (en petite quantité).

Cylindres granuleux. — Leur substance n'est pas
homogène, mais granuleuse. Ces granulations proviennent de produits protéiques ou graisseux ; elles
sont très fines, d'autres fois plus grossières. On rencontre les cylindres granuleux dans la maladie de

Bright. Ils sont généralement plus courts et plus larges que les cylindres hyalins.

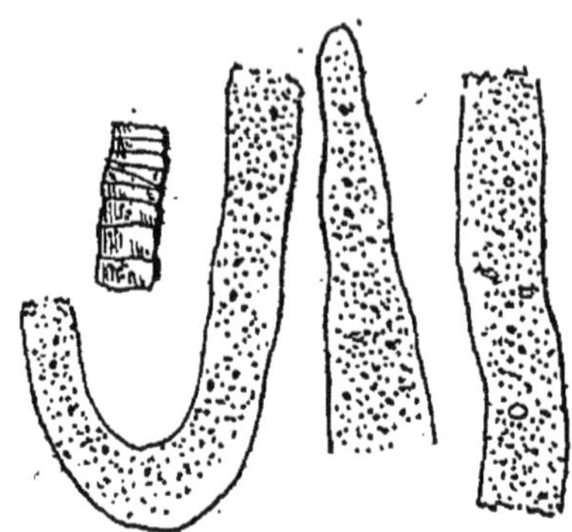

Fig. 14. — Cylindres granuleux.

Les cylindres granuleux sont la caractéristique des néphrites épithéliales ; leur constatation en plus ou moins grande quantité, leur persistance, même en dehors d'une inflammation aiguë, doit amener à formuler le *diagnostic* d'une néphrite portant son action sur le labyrinthe rénal.

Cylindres cireux ou amyloïdes. — Ces cylindres sont homogènes, apparents, blanchâtres, à bords réfringents ; courts, épais, ce sont des modifications des cylindres hyalins. Ils indiquent une affection grave du rein (rein amyloïde).

Ils se colorent par la solution d'iode iodurée (réaction des substances amyloïdes).

On les rencontre aussi dans les urines albuminuriques.

Cylindres épithéliaux. — Ce sont ou bien des cellules épithéliales réunies par juxtaposition ou bien des cellules formant un revêtement aux cylindres hyalins.

Les cellules sont tantôt à leur état normal ou ont subi partiellement ou totalement la dégénérescence grais-seuse.

Les cylindres épithéliaux sont fréquents dans la né-phrite aiguë et la néphrite post-scarlatineuse, dans les albuminuries, l'irritation des reins dont ils indi-quent la desquamation de l'épithélium.

Cylindres hémorrhagiques. — Proviennent de l'é-panchement du sang dans les canalicules ; ce sont des amas de globules sanguins réunis par de la fibrine. Les cylindres hémorrhagiques anciens sont peu colo-rés et ont les hématies plus ou moins modifiées. Il ne faut pas les confondre avec les cylindres hyalins re-vêtus des globules de sang. Les cylindres hémorrhagi-ques caractérisent les hémorrhagies rénales.

Cylindres graisseux. — Ces cylindres possèdent de fines granulations accompagnées de cellules altérées

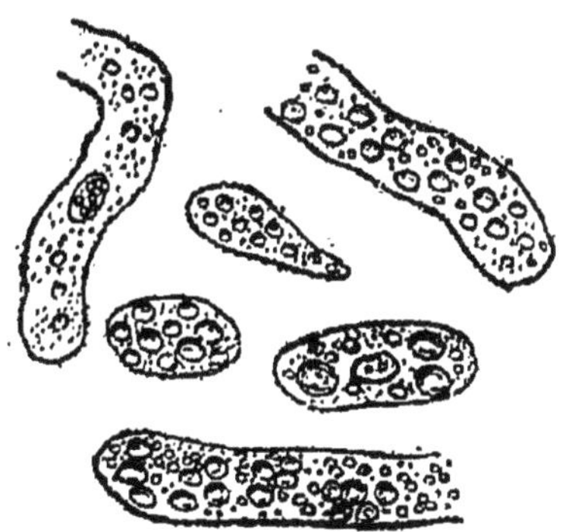

Fig. 16. — Cylindres graisseux.

et de leucocytes ; on les trouve dans la néphrite chro-nique, la dégénérescence graisseuse et l'ictère grave.

Pseudo-cylindres. — Ils sont formés par de l'urate

de soude, de l'acide urique, des pigments et de la cholestérine ; la base est toujours un cylindre réel, généralement hyalin, recouvert de ces divers éléments.

Cylindroïdes. — Plus longs et plus étroits que les autres cylindres rubanés, droits ou contournés en spirale. Seuls, ils n'ont pas une grande signification. Se rencontrent dans plusieurs affections, notamment la scarlatine, la cystite et la néphrite.

Matière cancéreuse. — Cellules épithéliales volumineuses, irrégulières, avec prolongements et gros noyaux. Il est nécessaire qu'il y ait des fragments de tumeur pour conclure, ainsi qu'un dépôt abondant accompagné de stroma conjonctif.

Néphrite parenchymateuse aiguë.

La quantité d'urine tombe parfois à quelques centimètres cubes ; elle peut même manquer, y avoir anurie et par suite accidents urémiques. L'urine est par conséquent brun foncé, de forte densité avec un dépôt abondant, rouge brun (sang). On y constate, albumine, cylindres, globules sanguins et leucocytes.

Les cylindres sont : hyalins, graisseux, granuleux, épithéliaux, hémorrhagiques et cireux.

La diminution de l'urine a aussi comme conséquence l'hydropisie. Il y a diminution des chlorures.

Néphrite parenchymateuse chronique.

Urine plus claire, à densité moindre que précédem-

ment, volume plus abondant n'empêchant pas l'hydropisie. Globules sanguins moins nombreux que dans
les cas aigus. Présence d'albumine toujours en quantité
assez abondante, beaucoup de cylindres granuleux et cireux ; de nombreux leucocytes, et des masses formées
de détritus organiques.

Dans le cas de *néphrites avec lipurie*, il y a en
outre des corps graisseux, des cylindres graisseux,
mixtes et hémorrhagiques de la cholestérine.

Les chlorures sont en quantité normale.

Cystites.

Inflammation de la vessie (corps ou col). Sédiment
variable, couleur comprise entre le blanc grisâtre et
le rouge brun, urine trouble plus ou moins abondante
ayant des flocons. Présence d'épithélium vésical abondant, souvent des bactéries, de l'urate d'ammoniaque,
des leucocytes, des globules sanguins plus ou moins
nombreux. Dégénérescence graisseuse des cellules
épithéliales. *Absence de cylindres du rein.* Dans la
cystite *chronique,* l'urine est presque toujours alcaline.

Dégénérescence amyloïde des reins.

Il peut y avoir oligurie ou polyurie ; la densité et la
couleur varient avec la quantité d'urine. Très albumineuse avec rarement des sédiments. Diminution de
l'urée. Cylindres hyalins et cylindres cireux plus ou
moins développés. En général, absence de globules

sanguins. En un mot, les caractères se rapprochent de
ceux de la néphrite chronique.

Mélanine.

Pigment organique de couleur noirâtre ; se rencontre parfois dans l'urine des malades atteints d'une
tumeur spéciale dite mélanique et dans la maladie
d'Addison. Il se dissout à chaud dans la potasse avec
dégagement d'ammoniaque ; insoluble dans l'eau et
l'alcool.

Dans la mélanurie, l'urine sort claire ; exposée à
l'air, elle se fonce en couleur et finit par prendre une
teinte brun noirâtre. Cette coloration peut être promptement obtenue au moyen des corps oxydants, tels que
l'acide azotique et l'acide chromique.

C'est la mélanine qui tapisse la membrane de la
choroïde et qui donnerait la couleur aux cheveux et à
la peau des races africaines. Certaines lésions des
capsules surrénales paraissent produire de la *mélané-
mie* (maladie d'Addison).

Ce pigment contient du carbone, de l'hydrogène, de
l'azote, du fer et du soufre. Il provient du derme qui
le cède au sang, grâce à l'alcalinité de ce dernier. Il
n'existe pas en grande quantité dans les urines de la
maladie d'Addison ; on ne le rencontre pas dans l'urine
normale.

Sperme.

C'est le produit de sécrétion de plusieurs glandes
qui se trouvent sur le parcours des voies génitales.

Liquide blanchâtre, visqueux, de couleur opaline, saveur salée, odeur spéciale ; sa réaction est *alcaline;* chauffé, il se coagule partiellement ; calciné, il répand l'odeur de la corne brûlée, il émulsionne les corps gras.

D'après Robin sa composition est :

Eau	88 gr.
Spermine	6
Matières grasses	2,50
Phosphates	4

Les phosphates seraient à l'état de phosphate de spermine qui apparaissent au microscope *sous forme de gros cristaux réfringents* solubles dans l'acide acétique.

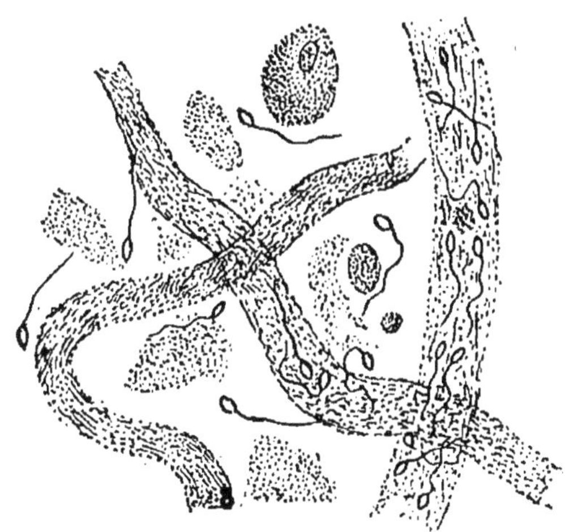

Fig. 17. — Moules de tubes séminifères
avec spermatozoïdes.

La *spermine* a des caractères chimiques qui la rapprochent de l'albumine et de la mucine. Contrairement à l'albumine, elle ne coagule pas par la chaleur. Elle diffère de la mucine en ce que l'acide acétique ne forme pas de stries.

Dans la portion liquide nagent les *spermatozoïdes*, cellules caudées protoplasmiques munies d'un renflement appelé tête. On pourra les mettre en évidence par la solution d'iode iodurée.

Les autres éléments que l'on percevra au microscope sont : des *cellules spermatiques* à divers degrés d'évolution qui donneront naissance aux spermatozoïdes. *Les sympexions* (concrétions azotées), très nombreux.

Dans les urines le sperme gagne le fond du vase ; dans une urine vieille il peut disparaître.

Le sperme contient encore le *liquide de la prostate* blanc crémeux, hyalin et filant, qui se mélange au liquide des vésicules séminales.

Il est plus facile de constater la spermatorrhée dans l'urine du matin que dans celle de la journée. La spermatorrhée est quelquefois accompagnée de cylindres hyalins. En général, les maladies qui affaiblissent l'organisme peuvent occasionner l'azoospermie (absence de spermatozoïdes).

Réaction diazoïque de l'urine.

Cette réaction se produit en procédant de la manière suivante, dans certaines urines.

Réactif n° 1

Acide sulfanilique ....   2 grammes
Acide chlorhydrique.........   50 cmc.
Eau distillée ad..............   1000 cmc.

Réactif n° 2

Nitrate de soude .... 0,50 centig.
Eau distillée .... 100 grammes

Mélanger 5 centimètres cubes du réactif 1 avec un centimètre cube du réactif 2. Ajouter 6 centimètres cubes d'urine saturée d'ammoniaque.

Dans le cas de fièvre typhoïde, le liquide prend une couleur carmin. C'est la réaction d'Ehrlich ; elle n'est pas la conclusion d'un mauvais diagnostic. La réaction se produit généralement dans la première quinzaine de la maladie ; elle fait rarement défaut.

On constate aussi cette réaction dans la pleurésie purulente, dans la rougeole, la scarlatine, la tuberculose grave, dans les pneumonies *compliquées*. On la rencontre encore dans les pleurésies tuberculeuses, les infections puerpuérales, les suppurations latentes.

Le produit qui donne cette réaction est un corps azoté coloré ; on le précipite de l'urine par l'acétate basique de plomb. Les médicaments n'ont aucune action sur sa production (Dr Dolgoff). — Ce doit être sans doute une leucomaïne.

Dépôts non organisés.

Acide urique et urates. — Ce sont les dépôts les plus fréquents. Pour les caractériser, faire la réaction de la murexide ; ou bien réduire l'azotate d'argent ammoniacal. Pour cela dissoudre le sédiment avec une goutte de solution de carbonate de soude, toucher avec cette solution un papier imprégné d'azotate d'argent ammoniacal, il se produit une tache brune.

Urate de soude. — Se trouve sous forme de rouge brique, forme granuleuse en traînée de sable. Ce dépôt se dissout par une goutte de potasse caustique mise sur le porte-objet du microscope. Si l'on ajoute ensuite de l'acide chlorhydrique, il se forme des cristaux d'acide urique.

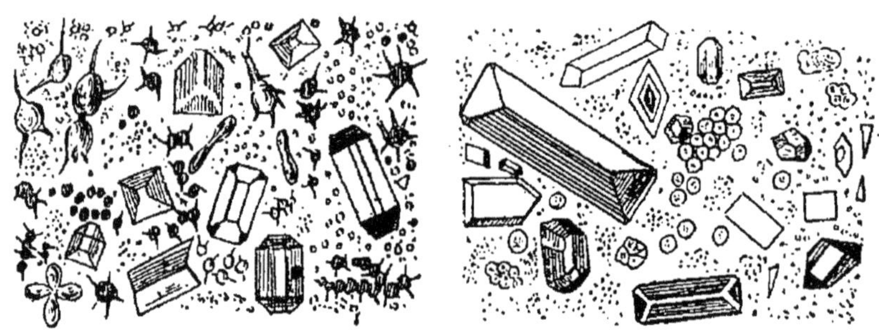

Fig. 18. — Phosphate ammoniaco-magnésien et urate d'ammoniaque.
Fig. 19. — Phosphate ammoniaco magnésien et urate de soude

Urate d'ammoniaque. — Se présente au microscope sous forme de petites sphères à pointes de couleur brune. En traitant par HCl, il y a formation de cristaux d'acide urique.

Phosphate ammoniaco-magnésien. — Prismes gros droits, base rhomboïdale, faces en couvercle de cercueil, tantôt forme allongée, en losange ou carrée. Ces cristaux sont peu solubles dans l'eau, solubles dans les acides chlorhydrique et acétique.

Le phosphate ammoniaco-magnésien se produit dans la fermentation ammoniacale de l'urine, la dyspnée et la tuberculose.

Dans les sédiments, il accompagne les urates et l'acide urique.

Phosphates terreux. — Ils sont solubles dans les acides chlorhydrique, acétique et azotique (faire les réactions du molybdate d'ammoniaque et du réactif

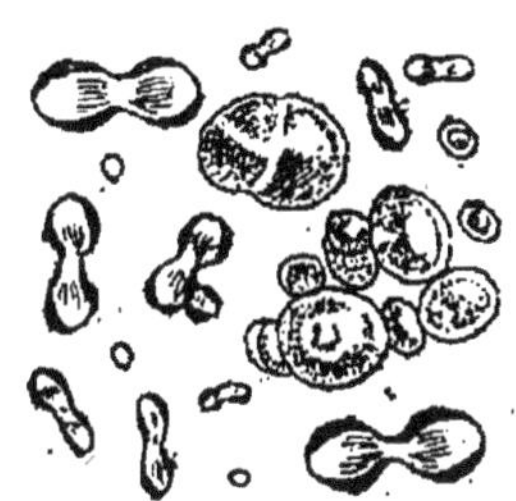

Fig. 20. — Carbonate de chaux.

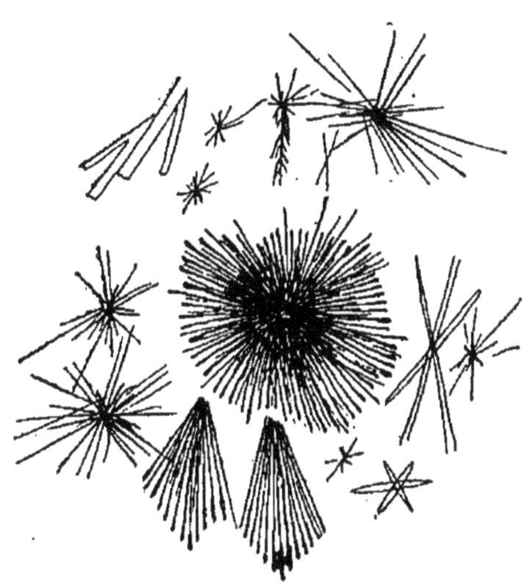

Fig. 21. — Tyrosine.

ammoniaco-magnésien). Au microscope les phosphates ammoniaco-magnésiens présentent de beaux cristaux en forme de couvercle de cercueil.

Le phosphate bicalcique est cristallisé sous forme de coins.

Sulfate de chaux. — Prismes très minces longs, ayant l'aspect d'aiguilles incolores, isolés ou groupés en rosaces.

Carbonate de cl.aux. — Se forme dans l'urine al-

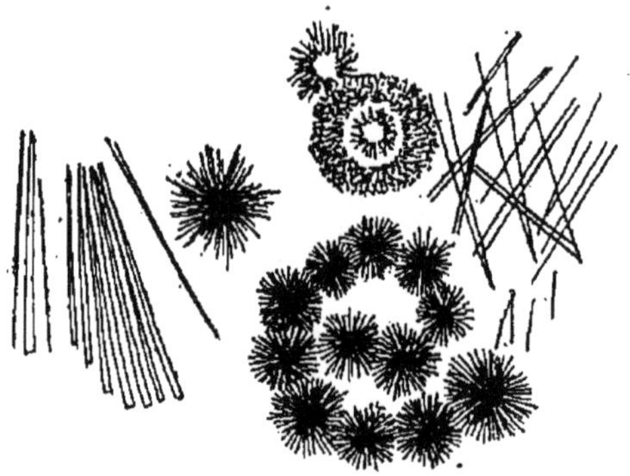

Fig. 22. — Leucine.

caline ; ce sont de petites sphères blanches, groupées ou isolées ; le sédiment se dissout avec effervescence par les acides.

Leucine. — Aspect de gouttes graisseuses. Soluble dans l'eau, insoluble dans l'éther. La leucine dérive de l'albumine. Les urines qui ont de la leucine s'éclaircissent par la chaleur et redeviennent opalescentes par refroidissement. Elle se sublime à 170° en flocons blancs, se décompose vers 180°.

Tyrosine.—En gerbes ou rosettes en forme d'aiguilles ; on rencontre la tyrosine en même temps que la leucine, elle cristallise en petites aiguilles blanches soyeuses isolées ou en gerbes. Peu soluble dans l'eau, l'alcool et l'éther ; soluble dans les acides et les alcalis.

Une solution de tyrosine traitée par quelques gouttes de nitrate acide de mercure produit une couleur rouge rosé.

Cholestérine. — Tables minces, transparentes, blanches, les angles présentent souvent des cassures.

Dépôts urinaires.

Urines acides.......	Amorphes...	Urates
	Cristallins ..	Urates Acide urique Oxalate de chaux
Urines neutres.....	Cristallins ..	Phosphates Oxalate de chaux
Urines alcalines....	Amorphes ..	Urates
	Cristallins ..	Urates Oxalate de chaux Phosph. ammon.-magn.

Médicaments dans l'urine.

ANTIPYRINE

L'antipyrine est un obstacle pour la recherche du sucre et de l'albumine.

L'acide azotique ne donne pas de précipité.

Le réactif de Tanret et celui d'Esbach la précipitent.

Le ferrocyanure de potassium en présence de l'acide acétique ne donne pas de précipité.

ALCALOIDES

Le réactif de Tanret donne un précipité blanc disparaissant par la chaleur et l'alcool (caractères communs avec la peptone).

L'acide trichloracétique les précipite ; le précipité est soluble à chaud et dans l'alcool (caractère distinctif d'avec l'albumine).

Le réactif de Bouchardat les précipite.

ACIDE PHÉNIQUE

A 10 centimètres cubes d'urine ajouter quelques gouttes de réactif de Milon, chauffer, puis mettre de l'acide azotique en excès. Il se produit à chaud une coloration rouge persistante (Almen).

ACIDE SALICYLIQUE

Le perchlorure de fer détermine une coloration violette.

SALOL

Mêmes réactions que l'acide salicylique et le phénol.

CRÉOSOTE

Même réaction que le phénol.

RHUBARBE, SANTONINE, SÉNÉ

Voir à urines (couleur).

TANNIN

Le perchlorure de fer donne une coloration bleu noirâtre.

NAPHTOL

Distiller le liquide, acidifier le résidu, le reprendre par l'éther qu'on évapore, faire ensuite bouillir le résidu éthèré avec du chloroforme et de la soude ; il se produit une coloration vert bleuâtre.

Champignons.

Les corpuscules non pathologiques que l'on rencontre dans l'urine appartiennent au règne végétal et à la classe des champignons ; ils peuvent y exister au moment de l'émission ou bien se former ultérieurement.

1° Le *micrococcus ureæ*. Corpuscules arrondis, analogues aux globules du sang, sans bourrelet périphérique ; ils sont généralement juxtaposés en colonies rectilignes ou courbes.

2° Le *saccharomyces cerevisiæ* ou cellules de levure ;

éléments isolés ou unis entre eux, de la grosseur d'un leucocyte, forme plutôt allongée que sphérique. Parfois on y voit une petite cellule se produire par bourgeonnement de la cellule mère. Ces corpuscules de saccharomyces sont lisses *sans granulations*. Ce champignon se développe surtout dans les urines diabétiques.

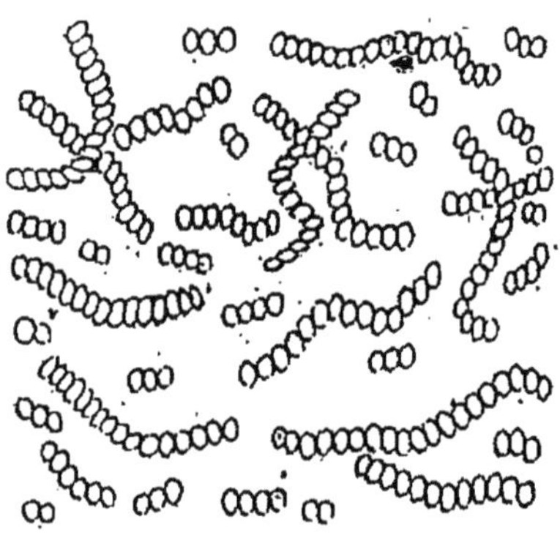

Fig. 23. — Micrococcus ureæ.

3° Le *penicillium glaucum* constitue les moisissures de l'urine ; il est enchevêtré de manière à former un mycélium ; ce sont des filaments ténus, longs et non cloisonnés.

4° Les *bactéries* urinaires sont soit en bâtonnets, soit sphériques. Ces deux variétés à l'état isolé se meuvent par des oscillations rapides. Elles appartiennent aux champignons schyzomycètes, se reproduisent par conséquent par division. Les bactéries en bâtonnets forment des colonies filiformes nommées *leptotrhix* ; les sphérobactéries se groupent en un amas nommé *zooglée*.

5° La *sarcina ureæ* est aussi un champignon schyzomycète, ce sont des corpuscules cubiques, ayant deux sillons en croix et perpendiculaires aux côtés ; c'est par ces sillons que se formera la multiplication par division. La sarcine se rencontre très rarement dans l'urine.

Marche méthodique pour l'analyse des urines.

Matières organiques.

MUCINE. — Urine filtrée additionnée d'acide acétique donne dépôt.

ALBUMINE. — Dans un tube à essai mettre urine puis 2 ou 3 gouttes d'acide trichloracétique, il se produit un trouble ou un précipité, présence d'albumine.

Verser dans un tube à essai un peu d'urine, ajouter pastille de potasse caustique, opérer à froid.

PHOSPHATE TERREUX. — α Il se forme un précipité soluble dans l'acide acétique, présence de phosphate terreux.

ACIDES CRYSOPHANIQUE, CATHARTIQUE, SANTONINE. — β Ou bien il se produit une coloration rouge, présence de matière colorante de la rhubarbe, séné, santonine.

GLUCOSE. — γ *A l'ébullition*, coloration brune ; urine déféquée donnant précipité rouge par liqueur de Felhing à chaud, présence de glucose.

PUS. — A l'urine ajouter quelques gouttes d'ammoniaque ; si formation de précipité *gélatineux* en même temps qu'épaississement du liquide = pus.

BILE. — Dans un vase conique contenant acide nitrique

fumant faire couler doucement l'urine, il se forme un anneau vert, il y a :

1° Présence de la bile (il se forme en cas d'albumine un trouble insoluble dans l'alcool).

2° Il se forme un précipité cristallin d'azotate, d'urée soluble dans l'eau et l'alcool.

ALBUMINES, PEPTONES, ALCALOIDES. — Une portion d'urine additionnée de réactif de Tanret donne un précipité.

a. Qui ne disparaît pas à chaud = albumine.

b. Qui disparaît à chaud ou par addition d'alcool = peptones ou alcaloïdes.

L'urine primitive privée d'albumine par la chaleur, alcalinisée, donne par une solution de sulfate de cuivre une coloration rouge violacée = peptones.

Urines pathologiques.

1. — *Fièvre typhoïde.*

8ᵉ *Jour.*		14ᵉ *Jour.*		20ᵉ *Jour.*	
Densité ..	1,028	Densité ..	1,020	Densité ..	1,017
Tension .	4,41	Tension .	5,45	Tension .	5,40
Urée.....	37 gr.	Urée.....	28 gr.	Urée.....	24 gr.
Acidité ..	5 gr.	Acidité...	4 gr.50	NaCl	2 gr.

Urobiline................. présence.
Réaction................. d'intoxication.

2. — *Cancer de l'utérus.*

Densité   1,018
Tension superficielle..   4,8
Volume ....   1 lit. 200
Acidité..............   3,50 en SO^4H^2
Urée ....   16 gr. 50 par litre
Acide phosphorique ..   1 gr. 40
Albumine............   néant
Uroboline...........   néant
Réaction ....   d'intoxication

3. — *Cachexie cancéreuse.*

Origine hépatique.

Densité	1,020
Tension superficielle..	4,300
Albumine	traces
Sucre	néant
Urobiline............	présence
Réaction.............	d'intoxication

4. — *Cancer du rein.*

Densité	1,017
Volume	1 litre
Acidité..............	4 gr. 60 en SO^4H^2
Tension superficielle..	5,79
Urée	19 gr.20 par 24 heures
NaCl...............	3 gr. 50 —
PhO^4H^3	2 gr. 50 —
Albumine	7 gr. —
Albumose...........	présence
Globules de sang.....	présence
Réaction	d'intoxication
Urobiline............	néant

5. — *Centenaire* (femme).

Densité	1,010
Tension superficielle..	4,1
Urée	6 gr. 40 par litre
PhO^4H^3	0 gr. 80 par litre
Volume	1 litre 1/4

6. — *Cancer du foie.*

Densité	1,015
Tension superficielle..	5,00
Acidité..............	corresp. à 5 gr. de SO^4H^2
Couleur	rouge
Albumine	traces
Bile..:.............	présence en petite quantité
Volume.............	800 cmc. en 24 heures
Réaction	d'intoxication
Urobiline	présence

7. — *Cancer de la rate.*

Densité	1,018
Tension superficielle..	5,1
Urée	23 grammes.
Sucre	néant
Albumine	présence
Peptone.............	présence
Réaction.............	d'intoxication

8. — *Ictère émotif* (1er jour).

Densité	1,020
Tension superficielle..	5,01
Urée	30 gr. 50
Précipite le soufre.	

L'urine agitée à froid avec l'alcool amylique le colore en vert.

9. — *Ictère émotif* (4e jour).

Densité 1,023
Tension superficielle 5,10
Précipite le soufre

Colore en jaune l'alcool amylique, qui par le persulfate de soude donne à chaud une couleur verte.

10. — *Ictère émotif* (12e jour).

Densité........................ 1,016
Tension superficielle........... 4,2
Ne précipite plus le soufre.

L'alcol amylique se colore encore en jaune, mais ne tourne plus au vert par le persulfate.

11. — *Ictère grave.*

Vieille femme cachectisée.

Volume .... 800 cmc.
Densité 1,010
Tension superficielle.......... 4,2
Urée .... 8 gr.
Sucre .... néant
Albumine .... présence
Précipite le soufre.

Verdit avec la teinture d'iode au 1/10. Colore l'alcool amylique en vert.

12. — *Diabète gravide.*

Volume..........................	1,700
Densité..........................	1,019
Tension superficielle.............	5
Urée............................	14 gr. par litre
Sucre	5 —
Acidité..........................	3gr.10 en SO^4H^2
Albumine........................	néant

13. — *Gravidité.*

Imminence d'éclampsie.

Densité	1,012
Tension superficielle..	5,5
Urée................	13 gr. par litre
Albumine...........	présence
Sucre...............	néant
Acidité..............	corresp. à 2 gr. 5 de SO^4H^2
Réaction............	d'auto-intoxication faible

14. — *Eclampsie.*

Etat aigu.

Densité	1,025
Tension superficielle..	4,10
Volume..............	800 cmc.
Albumine............	présence en petite quantité
Réaction............	d'auto-intoxication

15. — *Eclampsie*.

Huit jours après.

Densité	1,016
Tension superficieile..	4,64
Albumine............	traces
Réaction.............	d'auto-intoxication faible

16. — *Urine de coureur*.

Avant		Après	
Densité..........	1,08	Densité........	1,019
NaCl............	8 gr.	NaCl..........	7 gr.
PhO^4H^3..........	1 gr. 22	PhO^4H^3........	0,96
Acidité..........	0,88	Acidité........	1,10
Albumine........	néant	Albumine.......	présence

CHAPITRE II

Analyse qualitative des sécrétions organiques.

Noter d'abord les caractères physiques, couleur, odeur, consistance, densité ; déterminer ensuite la réaction.

Filtrer le liquide, et examiner le dépôt resté sur le filtre, au microscope.

1er *essai*. — Chauffer une portion de la liqueur dans un tube à essai, ajouter une à deux gouttes d'acide acétique ; si la liqueur demeure limpide, *absence d'albumine*.

Si la liqueur se coagule ou se trouble, agiter ; en faire deux portions. Ajouter à l'une quelques gouttes d'acide chlorhydrique dilué ; si le dépôt disparaît, il est dû à des *phosphates terreux*, l'examiner au microscope. Si le précipité floconneux ne se dissout pas, *présence d'albumine*.

2e *essai*. — La liqueur qui ne contient pas d'albumine, ou qui a été séparée par le filtre peut contenir de la caséine ou de la globuline. Pour le vérifier, traiter une petite quantité pour le ferrocyanure de potassium.

Si la liqueur reste limpide, elle ne contient pas de matières albuminoïdes : passer au 3e essai. Si elle se trouble, traiter une portion par une solution du chlorure de calcium, faire bouillir ; s'il y a trouble, *présence de caséine*.

Si la sécrétion contient en outre de la *globuline*, elle se trouble par l'addition de quelques gouttes d'acide acétique et donne un précipité floconneux en neutralisant par l'ammoniaque.

3e essai. — Si la sécrétion renferme une matière albuminoïde, on la coagule par la chaleur ; on filtre la liqueur.

4e essai. — La liqueur précédente, privée d'albumine, est évaporée à siccité au B. M. ; le résidu est repris par l'alcool à 80º, une partie peut être soluble dans l'alcool et il reste un résidu insoluble.

On fait subir les manipulations suivantes à l'extrait alcoolique :

1º A une première portion on ajoute goutte à goutte de l'acide nitrique fumant, s'il se forme une coloration bleue, violette, rouge, puis jaune = *bile*.

2º Dans une deuxième portion on cherche le *glucose* ; pour cela on reprend le résidu par l'eau et on le recherche par la liqueur de Fehling.

CHAPITRE III

Calculs urinaires.

Les calculs urinaires sont uniques ou multiples ; anguleux ou arrondis, lisses ou hérissés d'aspérités. Les dimensions varient d'une noisette à un œuf de poule. Les calculs qui s'arrêtent dans l'uretère sont moins volumineux que ceux qui demeurent dans le bassinet. Couleur très variable du clair au brun foncé. Ils sont homogènes ou bien composés de plusieurs couches concentriques ; plus ou moins durs. Le noyau est alors constitué par un corps étranger, soit par du gravier, soit par de l'acide urique. On les classe en :

1º Calculs combustibles avec peu de résidu.

Calculs d'acide urique. — Forme ovale aplatie, lisses ou légèrement mamelonnés, tissu cassant rayonné, colorés du jaune pâle au brun. Donnent la réaction de la murexide et ne dégagent pas d'ammoniaque traités par la potasse.

Calculs d'urate d'ammoniaque. — Allongés, déprimés, surface lisse, jamais tuberculeux, fauves formés de couches concentriques. Solubles dans l'eau chaude ; par la potasse, ils dégagent de l'ammoniaque.

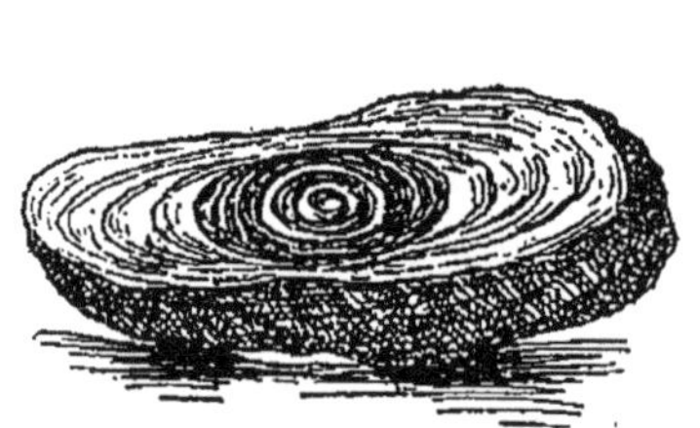

Fig. 24. — Calcul d'acide urique.

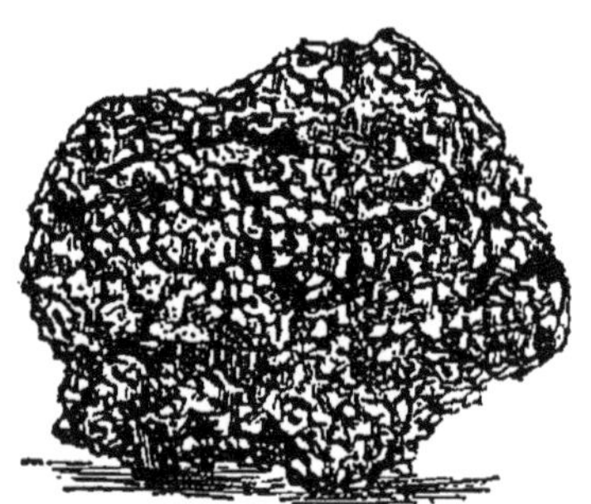

Fig. 25. — Calcul mural oxalate de chaux.

Calculs d'urate de soude. — Donnent la réaction de la murexide.

Calculs de xanthine. — Pas de réaction de la murexide, couleur jaune fauve (voir les caractères de la xanthine).

Calculs d'acides gras. — Presque exclusivement formés d'acides gras et 10 p. 100 de savons de chaux et de magnésie, consistance semi-molle.

2º Calculs combustibles avec un fort résidu.

Calculs de phosphate ammoniaco-magnésien. — Fusibles au chalumeau ; chauffés avec la potasse dégagent de l'ammoniaque ; solubles dans l'acide acétique. Ils se produisent dans les urines alcalines.

Calculs de phosphate de chaux. — Sphériques blanchâtres ; infusibles au chalumeau, ne dégagent pas d'ammoniaque par KOH ; soubles dans l'acide chlorhydrique.

Calculs d'oxalate de chaux. — Calculs irréguliers, dits *muraux,* durs, de couleur foncée, laissant par incinération un résidu de carbonate de chaux. Solubles dans les acides minéraux sans effervescence, tissu homogène ; sciés, ils ont le poli de l'ivoire. Ce sont les moins fréquents.

Examens des calculs urinaires (Delefosse).

Le calcul fait effervescence avec les acides...................................... *Carbonate de chaux.*

Le calcul chauffé sur une lame de platine

s'enflamme
- le calcul est soluble dans l'éther .... *Matières grasses, cholestérine.*
- le calcul est soluble dans l'ammoniaque ; odeur nauséabonde, flamme vert bleuâtre, la solution ammoniacale laisse déposer des lames hexagonales : *Cystine.*

ne s'enflamme pas.

calcine sans résidu
- réaction de la murexide
  - dégagement d'ammoniaque : *Urate d'ammoniaque.*
  - non .... *Acide urique.*
- non
  - insoluble dans le carbonate de potasse : *Xanthine.*
  - soluble, précipite par le ferrocyanure de potassium, odeur de corne brûlée. *Fibrine.*

laisse un résidu
- faible
  - réaction de murexide .... *Urates.*
  - qui fait effervescence avec les acides, insoluble dans l'acide acétique : *Oxalate de chaux.*
- considérable
  - qui ne fait pas effervescence. Le calcul dilué dans un acide et traité par l'ammoniaque donne .....
    - un précipité amorphe *Phosphate de chaux.*
    - un précipité formé de cristaux en cercueils : *Phosphate de magnésie.*

CHAPITRE IV

Calculs biliaires.

Le professeur Halk, dans une série de 414 autopsies de décédés âgés de 50 à 90 ans, a trouvé 29 0/0 de calculs biliaires. Dans 112 cas les calculs étaient logés dans la vésicule et dans 3 cas seulement dans les conduits biliaires.

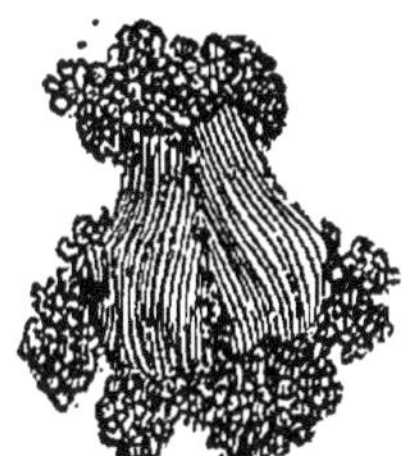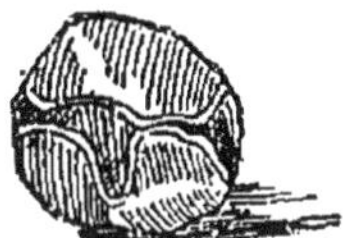

Fig. 26. — Calculs biliaires.

Les calculs biliaires se trouvent soit dans le vésicule, soit dans les canaux biliaires ; moins gros que les calculs vésicaux, ils ont généralement une structure cristalline, sont fusibles ; plus légers que l'eau. Ils sont formés ou bien de cholestérine mélangée avec les matières colorantes et les acides de la bile, ou bien constitués en grande partie par les matières de la bile avec des faibles quantités de phosphate de chaux et de cholestérine. Ces derniers sont bruns, les autres jaunâtres, demi-transparents.

Les *calculs bruns* donnent avec l'acide nitrique les couleurs des pigments biliaires. Les calculs de la bile y sont combinés avec la chaux. Ils sont plus durs que ceux de cholestérine.

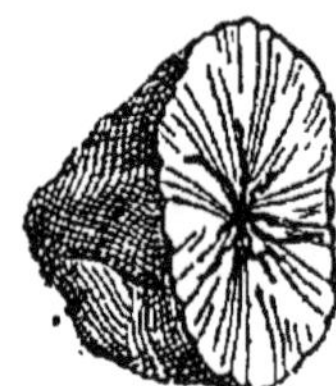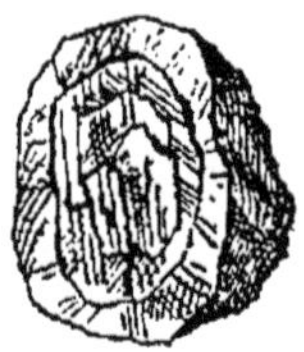

Fig. 27. — Calcul de cholestérine.

Les *calculs jaunes* brûlent complètement sur une lame de platine en donnant une flamme blanchâtre très éclairante. Ce sont les plus répandus.

Les calculs biliaires se divisent en : 1° Calculs de de cholestérine. 2° Calculs de matières colorantes. 3° Calculs de corps minéraux.

Composition d'un calcul à cholestérine.

	gr.
Eau	5 00
Bile	1 00
Graisse	2 00
Cholestérine	70 00
Mucus	1 25

M. Fouquet a signalé (*Journal de pharmacie et chimie*, fév. 96) un calcul biliaire de consistance élastique contenant de l'acide stéarique et des phosphates. Voici les proportions.

	gr.
Acide stéarique	31 75
Acide phosphorique	12 95
Chaux	32 00
Magnésie	7 23
Potasse et soude	9 02

Rhinolithes

On donne le nom de *rhinolites* aux calculs formés dans les fosses nasales. Ces concrétions ont un poids qui est en moyenne de 2 grammes ; une forme irrégulière à surface plus ou moins déprimée. Couleur blanchâtre, la consistance est dure et la cassure nette, montre des couches concentriques.

Les rhinolithes se produisent dans le mucus des fosses nasales. A cet effet, les croûtes jaunes verdâtres qui se forment par accumulation du mucus, s'incrustent de sels calcaires et donnent naissance aux rhinolithes.

M. Berlioz a fait l'analyse de quelques-unes de ces concrétions ; il y a trouvé : Eau, 5 gr., 50 — Matières organiques, 17 gr., 50 — Phosphate de chaux, 58 grammes — Phosphate magnésie, 5 gr., 50 — Carbonate de chaux, 14 grammes pour mille.

Le professeur Guareschi de Turin a eu tout récemment l'occasion d'analyser sommairement un rhinolithe. La surface de ce dernier était rugueuse, et nniformément colorée en brun gris.

L'intérieur était constitué par un noyau de la grosseur d'une cerise d'où se détachait la substance adhérente. Celle-ci était friable, facilement pulvérisable : voici les quantités obtenues.

```
Poids substance en poudre....    0 436
Eau à 100°...................    3 78 p. 100.
Matières organiques..........   17 57 p. 100.
Matières minérales...........   82 43 p. 100.
```

CHAPITRE V

Sérosités

Les sérosités sont des liquides produits par les membranes séreuses. A l'état normal, ce sont des liquides jaune citron ; légèrement visqueux, à réaction *alcaline*. On y trouve de la cholestérine, de la sérine ; de la fibrine, de l'urée, de la leucine, de la graisse, et des sels minéraux analogues à ceux du plasma du sang.

Les sérosités acidifiées par l'acide acétique se coagulent par la chaleur.

Sérosité pleurale. — Normalement, sa fonction est de lubréfier les plèvres ; son volume augmente en cas d'inflammation de cette membrane. Les liquides sont jaunes plus ou moins foncés, dichroïques, visqueux : se prennent en masse après leur extraction sous forme de caillot.

Dans la pleurésie aiguë, la densité de la liqueur est supérieure à 1018.

D'après Becquerel et Rodier voici les quantités des principaux éléments du liquide d'une pleurésie chronique.

	gr.
Eau	945
Fibrine dissoute (hydropisine).	1
Albumine	47
Matières extract. et graisses.	6
Sels minéraux	8

La composition des liquides pleuraux varie suivant le genre de pleurésie (pl. aiguë, chronique, purulente). On trouvera alors, suivant le cas, du pus ou du sang.

La quantité de liquide épanché peut s'élever jusqu'à plusieurs litres ; il est séreux, séro-purulent ou encore purulent ; et, par suite, transparent, opalin ou opaque.

La fibrine y abonde de manière à former des filaments ou des brides qui constitueront des *fausses membranes* plus ou moins épaisses.

SÉROSITÉ PÉRITONÉALE. — A l'état normal son volume est insignifiant. Dans l'*ascite* on peut extraire une grande quantité de liquide, jusqu'à 10 litres. Contient les mêmes corps que le liquide pleural, mais l'albumine y est en moindre quantité.

Composition des sérosités de l'ascite

	gr.		gr.
Eau	985 00	à	955 00
Chlorure de sodium	5 00	à	8 00
Albumine	8 00	à	25 00
Fibrine	8 40	à	2 50

Le liquide *ascitique* a une couleur citrine, odeur
fade, de densité comprise entre 1.005 et 1.024 ; contient moins de résidu que le sérum du sang. Renferme de la fibrine, albumine, mucosine et les éléments
déjà signalés précédemment. On y trouve plus d'éléments anatomiques que dans le liquide pleural.

SÉROSITÉ DE L'HYDROCÈLE. — Caractérisée par la
grande quantité de cholestérine, de matières grasses et
de leucocytes. Sa densité varie entre 1,016 à 1,022,
couleur jaune clair ; neutre, ne se coagulant pas spon-
tanément. Sa composition se rapproche beaucoup des
autres sérosités déjà décrites. Quand ce liquide contient beaucoup de matières grasses, celles-ci étant
émulsionnées, donnent un aspect laiteux.

Composition des sérosités de l'hydrocèle

	gr.		gr.
Eau	934 00	à	860 00
Chlorure de sodium.	5 00	à	7 00
Albumine	10 00	à	60 00

CHAPITRE VI

Kystes.

Les liquides kystiques sont de couleurs variables suivant leur provenance, allant du jaune clair au brun foncé, selon qu'il y a présence ou absence du sang. La réaction est neutre ou alcaline. Ces liquides contiennent de l'albumine et ses homologues, de la cholestérine, des globules de leucocytes, des granulations graisseuses, des chlorures et phosphates alcalins et parfois de l'urée.

Kystes ovariques. — Liquides visqueux ou demi-solide, gélatiniforme. L'humeur est transparente s'il n'existe pas de corps solides en suspension ; elle contient ordinairement des substances graisseuses, une forte proportion d'albumine, des sels en petite quantité et des épithéliums. Cette humeur peut être colorée par du sang.

Composition du liquide des kystes de l'ovaire.

	gr.
Eau	982 50
Chlorure de sodium..................	12 00
Albumine	1 50
Cholestérine........................	traces.

A l'examen microscopique on aperçoit des cellules arrondies à fines granulations graisseuses ; des cellules vibratiles allongées et de la cholestérine.

KYSTES HYDRATIQUES. — Cés kystes se nomment aussi échinocoques ; ils peuvent acquérir un gros volume. Les premières portions du liquide évacué sont transparentes, limpides et *sans albumine*, l'humeur qui vient ensuite est blanchâtre, trouble, contenant des cellules de diverses formes, ainsi que des leucocytes. On y rencontre en outre un grand nombre d'*échinocoques* ou *crochets* caractéristiques mêlés à de la cholestérine.

KYSTES SYNOVIAUX. — Humeur sécrétée par la membrane synoviale des cavités articulaires ; on la nomme synovie. Liquide visqueux filant de couleur blanc jaunâtre, réaction alcaline. Contient de la fibrine du mucus, des cellules épithéliales pâles, irrégulières, finement granulées ; des leucocytes granuleux et des masses fiibro-cartilagineuses.

Composition de la synovie.

	gr.
Eau	928 00
Chlorure de sodium	5 00
Carbonate de soude	1 00
Phosphate de chaux	1 50
Albumine	64 00

CHAPITRE VII

Lymphe. — Chyle.

La lymphe est, comme son nom l'indique, un liquide qui remplit les vaisseaux lymphatiques. Elle est transparente, moins blanche que le chyle. Sa densité est en moyenne 1.034 ; saveur salée, de couleur jaune citron ; elle contient des granulations graisseuses et des leucocytes semblables à ceux du sang.

Réaction *alcaline*. La lymphe se coagule comme le sang en donnant un caillot incolore et un sérum ; le caillot est plus petit et plus mou que celui du sang (1.000 grammes de lymphe produisent 40 grammes de caillot). Son alcalinité est moindre que celle du sang ; elle est due à la présence des sels alcalins.

La lymphe contient de la fibrine, de l'albumine, de la graisse, de la leucine, de l'urée (en plus grande quantité que dans le sang), des peptones. M. Dastre a récemment émis l'opinion que les leucocytes de la lymphe contiennent du *glycogène*. Ce glycogène ne se trouverait pas dans le sang où il est détruit.

La lymphe déversée dans le torrent circulatoire se transforme en sang ; pour cela, le fer des globules s'oxyde en passant dans les poumons ; les sels de fer à l'état ferreux (peu colorés) ; se transforment en sels ferriques (colorés) ; ces globules ainsi colorés vont se transformer en hématies.

La quantité de fibrine va en augmentant depuis le commencement des vaisseaux lymphatiques jusqu'au point de jonction avec les vaisseaux du sang.

Le chyle a à peu près la même composition que la lymphe ; c'est la première étape de l'assimilation des aliments, c'est-à-dire la partie assimilable des aliments qui se trouve dans l'intestin ; sa composition est peu différente de la lymphe.

1000 parties de *chyle* donnent 968 de sérum et 32 de caillot.

1000 parties de *sérum* sont constituées par ; eau. 958 ; graisse. 8,50 ; substances organiques (albumine, sucre, peptones) 33 parties.

Composition de la lymphe et du chyle (Robin).

	Lymphe			Chyle		
	gr.			gr.		
Eau..................	910 00	à	962 00	900 00	à	969 00
Chlorure de sodium.	4 00	à	6 00	5 00	à	7 00
Corps gras..........	0 25	à	9 00	10 00	à	36 00
Albumine...........	22 00	à	51 00	26 00	à	65 00
Fibrine.............	0 10	à	6 00	0 75	à	3 75
Peptone............	3 00	à	5 50	0 06	à	8 00

CHAPITRE VIII

Sang

Le sang est le liquide vital par excellence ; le sang veineux est rouge brun, l'artériel est rouge vermeil.

C'est un liquide assez visqueux à l'état normal ; il s'épaissit dans certaines maladies, notamment dans le choléra.

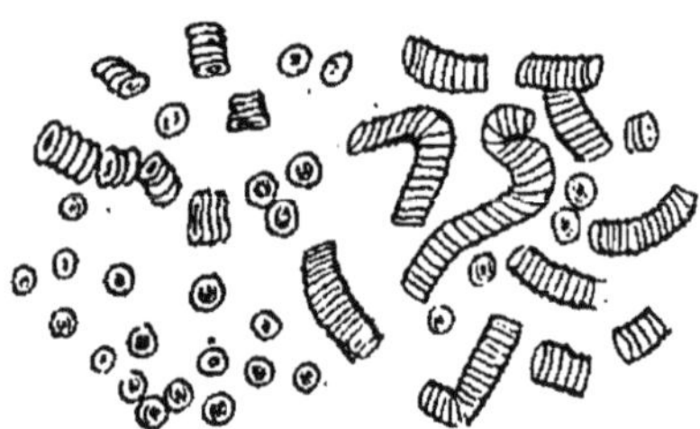

Fig. 23. — Globules de sang.

La densité du sang varie de 1,065 à 1, 075 : il a une saveur salée due au chlorure de siodum. Réaction *alcaline*, par la présence des carbonates et phosphates alcalins. Abandonné à l'air libre il se coagule au bout de quelques minutes à la température ambiante. L'organisme humain en contient en moyenne 5 litres, c'est-à-dire environ le 13e du poids du corps.

Examiné au microscope, on voit qu'il est constitué par un liquide incolore nommé *plasma sanguin*, dans lequel nagent des globules de deux espèces ; les *globules rouges* ou *hématies* et les *globules blancs ou leucocytes*.

En se coagulant il se produit un *caillot* formé de fibrine qui emprisonne les globules dans ses mailles. Il se contracte lentement et il s'en découle un liquide nommé *sérum*. Le sérum représente par conséquent le plasma sanguin moins la fibrine.

$$Sang \begin{cases} \text{Globules.......} & \\ \text{Plasma} & \begin{cases} \text{fibrine} \\ \text{sérum} \end{cases} \end{cases} \text{caillot}$$

Globules rouges

Les globules rouges sont environ dans les proportions de 300 pour 1 globule blanc.

Au microscope ils apparaissent sous forme de disques circulaires ; creux sur les faces, plus épais sur les bords. Par conséquent, vus à plat, ils sont plus clairs aux centres ; de profil, ils ont la forme à peu près d'une haltère.

La forme des globules se modifie, une fois sortis du système circulatoire ; les globules prennent un aspect crénelé.

Le diamètre des globules varie de 0 mm. 006 0 mm. 009.

L'alcool absolu les fixe à leur état normal ; l'éther le chloroforme et les alcalis dissolvent la matière colorante.

Composition des globules. — Ils sont formés d'*hémoglobine*, globuline et eau (hémoglobine 270 grammes pour 1000 grammes de globules rouges).

Dosage de l'hémoglobine par le procédé du docteur Gower

On se sert de l'hémoglobinomètre Gower pour doser l'hémoglobine dans le sang humain. Après avoir mis quelques gouttes d'eau dans le tube gradué, on pique le patient dans le doigt en ayant soin de ne pas comprimer la blessure et on aspire le sang avec la pipette capillaire jusqu'à la marque 20 mmc). Après avoir soigneusement essuyé la pointe de la pipette, on souffle le sang dans le tube gradué. Alors on ajoute de l'eau à l'aide de la grande pipette en ayant soin de remuer le contenu jusqu'à ce qu'on ait obtenu la couleur du tube fermé contenant un liquide coloré. Le tube fermé contient de la glycérine colorée avec du picro-carmin ayant la couleur d'une solution de 1 p. 100 de sang normal. Si l'on a besoin de délayer le sang jusqu'à 100, alors il est normal, si l'on obtient la même couleur déjà à 50, le sang contient la moitié = 50 p. 100 du contenu normal d'hémoglobine, à 75 seulement 3/4 ou 75 p. 100 etc.

Pour comparer les couleurs il faut avoir soin de mettre le tube gradué à côté du tube fermé sur le morceau de caoutchouc, puis on tient une feuille de papier blanc derrière les tubes, et on observe contre le jour.

Hémoglobine. — L'hémoglobine est le principal élément du sang ; matière colorante cristallisable. C'est une variété d'albuminate ferrique. Si on ajoute à une goutte de sang défibriné, une ou deux gouttes d'alcool étendu, on obtient de l'hémoglobine cristallisée ; elle se présente ordinairement à l'état amorphe. L'hémoglobine est soluble dans l'eau, insoluble dans l'alcool et l'éther.

L'hémoglobine donne aux globules sanguins le pouvoir de fixer l'oxygène des poumons pour le transporter dans les tissus ; 100 grammes d'hémoglobine humaine peuvent fixer environ 150 centimètres cubes d'oxygène. L'hémoglobine oxygénée se nomme *oxyhémoglobine*, désoxygénée elle est désignée sous le nom d'*hémoglobine réduite* ; la première a une couleur d'un rouge vif, l'autre est dichroïque.

Le sang contient 16 grammes d'hémoglobine pour mille. Quand le sang ne renferme pas suffisamment de chlorure de sodium, l'hémoglobine passe à travers les globules et en se dissolvant dans l'urine constitue l'*hémoglobinurie*.

La méthode chimique, pour rechercher quantitativement l'hémoglobine, est peu applicable en raison du temps et de la grande quantité de sang qu'elle demande. L'hémoglobine diminue pendant les fièvres (Thomas) et la pneumonie avec des oscillations et non d'une manière permanente (Dr Korowitzky).

On emploi comme médicament une hémoglobine qui se présente sous forme de paillettes analogues à celles du tartrate de fer citro-ammoniacal, quant à l'aspect et à la forme. Cette hémoglobine est retirée du sang du cheval, bœuf ou mouton, défibriné. Ce sang ainsi traité est mis dans les vases au frais, où il dépose ; la couche inférieure qui contient des globules est traitée par l'éther, puis versée sur des plaques en couche mince pour être desséchées à l'étuve.

L'hémoglobine en se décomposant donne naissance à l'*hématine* et à de l'albumine.

HÉMATINE OU HÉMATOSINE. — C'est le fer de l'hémoglobine qui s'y trouve dans la proportion de 4 p. 100 ; l'hématine ne cristalise pas. Ce dédoublement se produit par la chaleur, les acides et l'alcool absolu. L'hématine est brune, soluble dans l'eau. Les solutions alcalines d'hématine sont dichroïques. Elle se combine avec l'acide chlorhydrique pour donner un chlorhydrate nommé *hémine* cristallisé. 1.000 grammes de sang contiennent environ 0 gr. 64 d'hématine.

Hémine. — Ce sont des cristaux rhomboïdaux, apla-

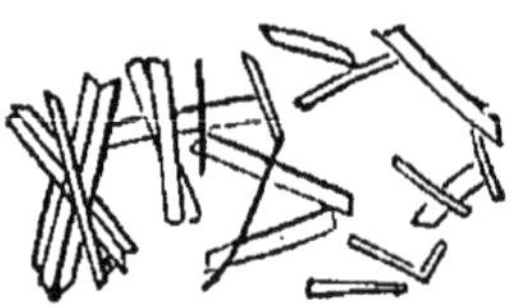

Fig. 29. — Hémine.

tis, à angles effilés, brun foncé. Ces cristaux caractérisent le sang dans les taches. Pour les obtenir, pulvériser la tache suspecte ; la poudre est mise sur le porte-objet, on ajoute un peu de chlorure de sodium cristallisé et quelques gouttes d'acide acétique. On chauffe la plaque de verre, le mélange devient noir et, examiné au microscope, on verra les cristaux de chlorhydrate d'hémine.

Analyse du sang. — Laisser le sang se coaguler.

A. Au bout de 24 heures on décante le sérum que l'on pèse ; on y dose :

1° L'eau par évaporation à 100° ; 2° la sérine par coagulation avec l'alcool ; 3° les sels par incinération.

B. Peser le caillot, le malaxer dans une solution de sulfate de soude.

1° La fibrine reste dans le nouet, on la sèche et on la pèse. 2° Les globules se rassemblent au fond de la solution de sulfate sodique, laver, sécher, peser.

Dans les cendres des globules sanguins, doser le fer.

Dosage du sucre. — On précipite d'abord les albuminoïdes par l'alcool et quelques gouttes d'acide acétique, on filtre. Le liquide filtré est débarrassé de la sérine (qui pourrait encore rester), au moyen de la chaleur.

Le sucre y sera dosé par la liqueur de Fehling; le sang en contient 2 gr. 50 p. 1.000.

Procédé clinique de dosage du sucre dans le sang par le bleu de méthylène.

MM. Marie et Le Goff. — Au moyen d'une seringue de Pravaz de capacité connue, nous puisons 1 centimètre cube de sang dans une des veines du pli du coude et nous le faisons tomber lentement, goutte à

goutte, dans 5 à 8 centimètres cubes d'alcool à 90°,
contenus dans un petit tube de 12 millimètres de diamètre et de 8 à 10 centimètres de long. Nous fermons
le tube avec un bouchon de liège, nous agitons pendant une dizaine de minutes, puis nous laissons reposer durant vingt-quatre heures : les substances albuminoïdes, l'hémoglobine se précipitent et on arrive
ainsi, croyons-nous, à éliminer, sinon toutes, du moins
une grande partie des substances réductrices autres
que le sucre.

Nous filtrons sur papier à filtration rapide mouillé
à l'alcool, nous lavons le coagulum avec de l'alcool
également, nous l'exprimons fortement ensuite.

Le liquide ainsi obtenu est clair, limpide et contient
en dissolution tout le glucose du sang.

Des recherches antérieures nous ont appris que
1 centimètre cube d'une solution aqueuse ou alcoolique de glucose à 1 p. 100 réduit 6 cmc. 5 d'une solu·
tion aqueuse ou alcoolique de bleu de méthylène à
1 p. 5.000.

Un simple calcul permet donc de trouver immédiatement la teneur en sucre d'un litre de sang.

Si on a réservé une portion du liquide, on y dosera
l'*urée* par l'hypobromite de soude, comme il est indiqué plus bas.

Globules blancs. — Ils sont en moins grande quantité que les globules rouges, et analogues à ceux que
l'on rencontre dans les autres liquides de l'organisme.
Ce sont des masses protoplasmiques de 0 μ. 008 à
0 μ. 010 ; ils nagent à la surface du sang. A l'état
normal le nombre de globules blancs augmente après
les repas, et, dans les leucocythémies, il peut égaler

jusqu'à celui des globules rouges. Ces globules peuvent être polynucléés ou non. Dans le sang pathologique on trouve en outre des grands lymphocites.

PLASMA. — Le plasma est un liquide transparent jaunâtre ayant 1,030 de densité ; il est formé par l'eau, la
fibrine, le sérum et les sels.

1° *Fibrine.* — Variété d'albumines, à qui le sang doit
la propriété de se coaguler. Substance blanche fila-
menteuse, très élastique, insoluble dans l'eau, l'alcool, l'éther. La fibrine se dissout dans l'eau acidulée
après s'être gonflée, ainsi que dans les solutions salines ou alcalines à une température de 40°. On l'extrait
en battant le sang avec un balai ; le sang en contient
2 gr. 50 p. 1.000 à l'état sec.

2° *Sérum.* — Après l'extraction de la fibrine il
reste le *sérum.* Ce liquide contient environ 70 p. 1.000
de substances albuminoïdes (sérine, globuline). Il est
visqueux, jaunâtre, verdâtre chez l'homme, ambré chez
le cheval, rougeâtre chez le bœuf. Le sérum humain a
1,026 et 1,029 de densité ; il est plus alcalin que le
plasma sanguin.

Certains albuminuriques ont le sérum du sang opa-
lescent pouvant aller jusqu'à la lactescence (Widal et
Sicard).

La thérapeutique emploie actuellement les sérums
dits *toxines,* qui ne sont que des cultures de microbes
pathogènes, d'après le système Pasteur.

Sels minéraux. — Ces sels se trouvent dans le
sérum. Le chlorure de sodium y figure pour 4 à
5 grammes par mille, et les phosphates pour 1 gr. 50.

PRODUITS DE DÉSASSIMILATION. — Les produits de

désassimilation dans le sang sont : l'*urée* (1 gr. 15 p. 1.000), la *créatine* et l'*urobiline*.

GAZ SANGUIN. — Le sang veineux contient 12 volumes d'oxygène et 47 volumes d'acide carbonique.

Le sang artériel a 20 volumes d'oxygène et 35 volumes d'acide carbonique.

Composition du sang.

	gr.
Eau	780 00
Globules	135 00
Fibrine	22 20
Albumine	50 00
Matières grasses	3 00
Cholestérine	1 35
Sucre	2 50
Urée	1 15
Chlorure sodium	5 00
Hémoglobine	16 00
Hématine	0 65
Phosphates	1 50

Pathologie. — Les altérations du sang sont assez fréquentes; on y constate la présence du pus; d'alcalin, il peut devenir acide. La fibrine augmente dans l'hyperacidité et l'albumine diminue. Dans l'ictère grave, le sérum prend une couleur safranée en même temps que le nombre de globules diminue. Dans les maladies de Bright il y a plus d'urée dans le sang que normalement. Le sang chlorotique contient beaucoup de globules blancs, il y a diminution d'hémoglobuline et de fibrine.

Les *maladies infectieuses* s'accompagnent d'une quantité de leucocytes d'autant plus grande que la maladie est plus grave, dans la diphtérie et la malaria par exemple.

Physiologie. — Dans les climats d'altitude il y a hyperglobulie absolue, c'est-à-dire que la masse du sang augmente en même temps que le nombre des globules. Une alimentation insuffisante rend le sang pauvre en hématies et riche en eau.

Le sang peptonisé ne se coagule pas ; la gélatine au contraire produit sa coagulation.

Le chlorate de potasse détruit les globules blancs et rouges.

Dosage de l'urée dans le sang. — Yvon emploie le procédé suivant : délayer 25 à 30 grammes de sang dans 4 fois son volume d'alcool à 90°, il se forme un caillot. On jette sur un filtre et on lave à l'alcool ; réunir la liqueur alcoolique, évaporer au bain-marie ; reprendre par l'eau, filtrer (pour séparer des matières grasses). On dose l'urée comme précédemment dans les urines.

CHAPITRE IX

Pus.

Le pus est une humeur pathologique composée d'une *partie liquide* tenant en suspension des leucocytes appelés *globules de pus*.

La partie liquide ou *sérum* contient de l'eau, des sulfates, des chlorures, des phosphates alcalins et terreux, des corps graisseux, de la cholestérine, de l'albumine : quelquefois des globules de sang.

Le pus peut être plus ou moins épais suivant la partie qui l'a émis. On dit que le pus est *séreux* lorsqu'il est demi transparent, fluide ; il est *phlegmoneux* lorsqu'il est blanc donnant sur le jaune ou le vert, épais et crémeux. Dans le premier cas le sérum est plus abondant, dans l'autre ce sont les leucocytes.

Leucocytes. — Les leucocytes du pus, ou *globules pyoïdes*, sont en général pourvus de plusieurs noyaux, qui apparaissent nettement sous l'action de l'acide acétique. Lorsqu'il y a inflammation des muqueuses, les globules se produisent en grande quantité, en même temps que les glandes mucipares sécrètent le mucus. Ce ne sont pas les leucocytes qui caractérisent le pus, mais le sérum. Les leucocytes du pus ne sont pas différents de ceux du sang, à leur formation ; c'est par suite de modifications ultérieures que les granulations se forment. En effet, les leucocytes du sang frais ont des déformations amiboïdes ; ces déformations ne se rencontrent pas dans le pus, dont les leucocytes ont perdu leur vitalité.

Ces leucocytes du pus ont subi la dégénérescence graisseuse, et ce sont les corps gras qui se présentent sous forme de granulations. Ils ont en outre augmenté de volume.

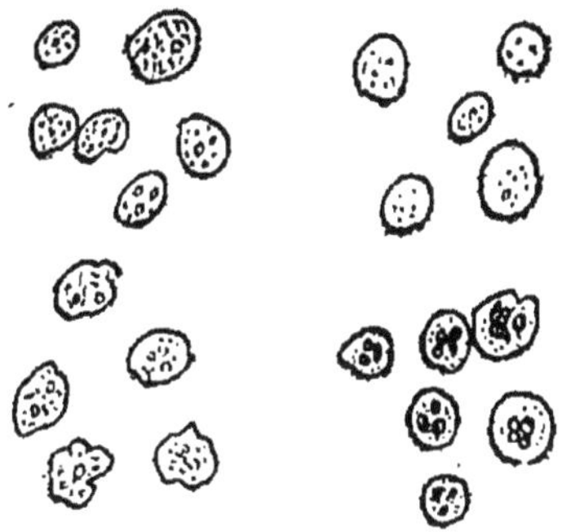

Fig. 30. — Globules de pus avant et après l'action
de l'acide acétique faible.

Le pus traité par l'éther cède à ce dernier la graisse, que l'on recueillera en évaporant cet éther. La densité du pus est comprise entre 1.031 et 1.033.

Composition du sérum du pus (profes. Letulle).

	gr.		gr.
Eau.....................	937 00	à	970 00
Chlorure sodium	3 11	à	4 70
Matières albuminoïdes.....	11 80	à	50 00
Amines acides.............	15 00	à	20 00
Corps gras	14 50	à	39 30
Leucomaïnes	6 00	à	10 00

Composition des giobules du pus.

	gr.
Sels	1 843
Matières albuminoïdes	13 70
Corps gras	14 90
Leucomaïnes	7 56
Membranes	20 56

La coloration du pus est due à des microbes pyogènes, qui leur donnent des teintes spéciales ; ainsi le bacille pyocyanique est cause de la suppuration bleue. Le pus contenant du sang est dit pus *sanieux*.

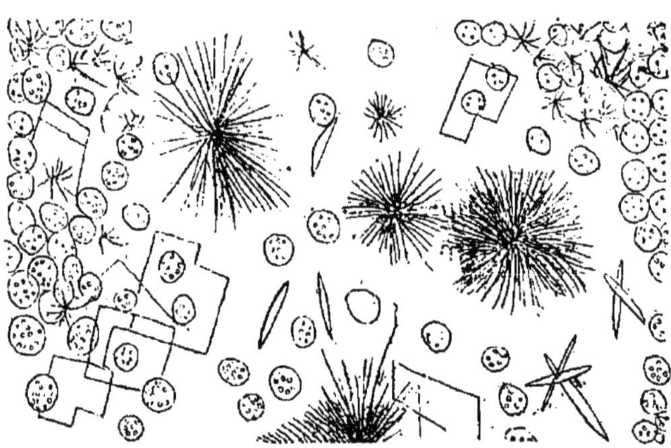

Fig. 31. — Pus vu au microscope (Beauregard).

Examen microscopique. — Le pus contient généralement des parasites vivants et des matières étrangères. Ainsi le pus à actinomycète renferme de petits grains jaunâtres se rapprochant quant à la couleur de celle du soufre et de la grosseur d'un grain de chanvre. Il faut, pour que le liquide soit du pus véritable, qu'il y ait une grande quantité de leucocytes. Certains de ces leucocytes ont la propriété de fixer l'éosine, d'où leur nom de *éosinophiles* à granulations réfringentes. On y rencontre aussi des cristaux (acides gras, cholestérine, phosphate de chaux).

CHAPITRE X

Salive.

La salive est sécrétée par trois paires de glandes, donnant trois liquides peu différents l'un de l'autre. La salive telle qu'elle est émise, est donc une moyenne des liquides, ou *salive mixte*.

Sa densité varie entre 1.004 et 1.009. La salive est opaline, filante, tenant en suspension des corps muqueux. Pour l'examiner, il convient de la délayer dans de l'eau distillée.

La coloration peut être verdâtre, jaunâtre ou rouge, due à la bile, au pus et au sang.

Caractères. — La salive précipite par l'azotate d'argent (chlorures) ; louchit par l'acide acétique (mucine) ; par le réactif de Tanret il se forme un précipité insoluble à chaud (albumine). Se trouble par la chaleur.

Un papier filtre trempé dans la teinture de gayac et dans une solution faible de sulfate de cuivre, est coloré en bleu par la salive, grâce au sulfocyanure de potassium qu'elle contient.

La salive agit sur l'iodure d'amidon qu'elle décolore ;

elle a un grand pouvoir oxydant, pouvant noircir l'acide pyrogallique.

Elle donne une coloration violette avec une solution au dixième de paraphénilène diamine.

Composition moyenne de la salive.

	gr.
Eau	99 00
Sels fixes	4 85
Mucine	2 1
Ptyaline	1
Albumine	3
Sulfocyanure potasse	0 15
Chlorure de sodium	2
Matières organiques	1 80
Extrait sec	7 85

Pathologie. — Dans la gastrite, le diabète, la goutte, la tuberculose, le cancer de l'estomac, la salive devient acide.

Dans la pneumonie il y a augmentation du chlorure de sodium.

Physiologie. — A l'état normal la salive est alcaline; le matin et dans l'intervalle des repas elle est acide. Le volume moyen de salive qui peut être sécrété est de 400 grammes ; il augmente au moment des repas.

Certains sels, tels que l'iodure de potassium et le chlorate de potasse, s'éliminent par la salive, il en est de même du bichlorure de mercure. Les substances qui provoquent la salivation sont dites *sialagogues* ; telles sont le jaborandi, l'angélique, la rhubarbe. Le mercure donne une salivation spéciale dite mercurielle, accompagnée d'un goût de cuivre.

La salive agit par la *ptyaline* qui saccharifie les fécules. La ptyaline est une diastase animale ; elle s'obtient en la précipitant par l'alcool ; on dessèche le précipité à la température de 45° environ.

Examen microscopique. — Présence des cellules épithéliales, des corpuscules salivaires plus gros que les globules blancs du sang, des filaments de leptotrix.

Les leucocytes laissent voir leurs noyaux. On y trouve aussi des corpuscules alimentaires (cellules végétales, fibres musculaires, grains de fécule).

Les éléments les plus nombreux sont les cellules épithéliales, qui proviennent de la bouche, ces cellules sont pavimenteuses.

CHAPITRE XI

Lait (femme).

Au moment où la sécrétion du lait commence, ce liquide est visqueux, ressemblant à de l'eau de savon, à réaction *très alcaline*, on l'a nommé *colostrum*. Il renferme peu de substance nutritive et a pour but de faire rendre le méconium intestinal de l'enfant.

Au microscope on rencontre, nageant dans le sérum :

1º Des leucocytes ordinaires.

2º Des globules spéciaux provenant de cellules glandulaires en dégénérescence graisseuse ; des gouttes de graisse émaillent leur substance et lui donnent un aspect framboisé ; ces derniers globules, plus gros que les autres, sont désignés sous le nom de *globules du colostrum* ; ils sont aussi moins nombreux. Ces globules disparaissent peu à peu, à mesure que la sécrétion lactée augmente ; ils se dissolvent.

3º Des globules gras de lait ordinaires.

Le colostrum est la première phase de la sécrétion lactée ; il subit facilement la fermentation lactique ; les acides le coagulent à peine. Le colostrum est riche en *albumine*, coagulable par la chaleur, il contient plus de sucre que le lait formé ; par contre, il est moins riche en crème, beurre et caséine. Contenant de l'albumine, on comprend qu'il se prenne en grumeaux par l'ébullition ; l'ammoniaque le rend visqueux.

Composition centésimale du colostrum.

	gr.
Matières solides.........................	17 00
Graisse	3 50
Sucre....................................	6 50
Albumine................................	2 50
Caséine	1 25

1.000 grammes de lait contiennent :

Lait de femme : physiologique et diathèses (Gautrelet).

Eléments examinés	Femme — Normale 1	Arthritisme — Lait rare 2	Tuberculose sans mani-festations locales. 3
Réaction chimique......	légèrem. alcaline	neutre	fortem. alcaline
Densité à + 15° C......	1033	1032,1	1035,4
Gaz dissous	212 cmc.	9 cmc.	16 cmc.
Sucre de lait..........	62 gr. 30	60 gr. 61	52 gr. 10
Beurre.................	39, 40	57, 00	36, 90
Caséine et albumine....	22, 60	28, 48	19, 00
Chlorurealcalino-terreux	1, 10	2, 03	2, 90
Phosphates.............	1, 40	5, 08	2, 30
Autres sels............	0, 40	1, 08	0, 80
Extrait sec	128, 80	156, 00	109, 00
Etat de la caséine......	très ténue	très ténue	très ténue

Lait formé. — C'est un liquide blanc, sucré ; chez la femme sa densité est comprise entre 1.028 et 1.034, soit en moyenne 1.031. Les glandes mammaires sécrètent en 24 heures, chez une femme de taille moyenne, de 1.000 à 1.200 centimètres cubes de lait.

Au microscope on voit au milieu du sérum une grande quantité de globules graisseux nommés *globules* du lait ; ils sont arrondis et réfractent la lumière.

Réaction. — D'après M. Umikoff (rép. pharm. page 357, 1898), on peut différencier le lait de femme de celui de vache de la manière suivante.

Prendre 5 centimètres cubes de lait, une goutte de solution d'ammoniaque au dixième, il y a production avec le lait de femme d'une teinte rouge-violette que ne donnerait pas le lait de vache. La couleur apparaît plus facilement en chauffant.

Lait des femelles d'animaux domestiques.

Éléments examinés	Vache — Normale 6	Chèvre — Normale 7	Anesse — Normale 8
Réaction alcaline.......	faible	faible	faible
Densité à + 15° C......	1032,5	1031,8	1030,2
Gaz dissous...........	215 cc.	370 cc.	168 cc.
Sucre de lait..........	59 gr. 40	42 gr. 40	57 gr. 22
Beurre................	38, 20	40, 04	36, 55
Caséine et albumine....	35, 50	37, 07	22, 80
Chlorure de sodium....	2, 50	1, 62	2, 61
Autres sels...........	6, 03	3, 48	4, 27
Extrait sec...........	138, 50	124, 54	124, 55
Etat de la caséine......	dense	très dense	ténue

La réaction du lait de la femme est *alcaline* par suite de la présence du phosphate de soude basique.

Le lait de femme coagulé par un acide, comme cela se passe dans l'estomac d'un enfant, forme des grumeaux moins volumineux et moins compacts que ceux obtenus dans les mêmes conditions avec du lait de vache. Bouilli ou non (sans addition d'acide), il ne présente pas de coagulation.

Densité. — La recherche de la densité s'effectuera avec le picnomètre, car on dispose rarement d'assez de lait pour pouvoir y plonger l'aréomètre. Il ne faudra donc accepter comme nourrice qu'une femme dont le lait aura une densité au moins égale à 1 028, pas au-dessous. La recherche de la densité est l'opération la plus pratique.

Physiologie. — Le sel marin, l'iodure de potassium, les sels de mercure passent dans le lait, il en est de même de certains principes colorants (garance, orcanette, rhubarbe),

Le lait de femme a une saveur plus sucrée que celle du lait de vache ; il est de couleur opaline légèrement bleutée ; filtré au papier il donne au premier passage un liquide presque clair. La caséine du lait coagule difficilement et imparfaitement par la présure. Enfin le lait de femme contient moins de phosphates et sels minéraux que le lait de vache.

En conséquence, ce qui domine dans, le lait de femme, ce sont les éléments hydrocarbonés. Les sels et la matière azotée y sont dans une proportion moindre. Les globules graisseux sont plus volumineux que ceux des autres laits ; les principes albuminoïdes sont dans un état très ténu. Il en résulte que le lait de

femme est plus léger et plus digestible. Les proportions de tous les éléments constitutifs du lait augmentent avec le temps qui s'est écoulé depuis le premier
lait et avec l'âge de la femme.

CHAPITRE XII

Suc gastrique.

Le suc gastrique est un liquide incolore, légèrement visqueux, à *réaction acide à l'état normal*, cette réaction est due à la présence de l'acide chlorhydrique libre. Sa densité est voisine de 1.000, elle est en moyenne 1.005. Le suc gastrique n'est pas troublé par la chaleur ; précipite par l'alcool, l'azotate d'argent, le bichlorure de mercure, il attaque les carbonates avec dégagement d'acide carbonique.

Composition moyenne du suc gastrique.

	gr.
Eau............................	970 00
Peptone et pepsine.......	20 00
Acide chlorhydrique libre.	1 50
Chlorures minéraux......	4 25
Phosphates	1 00
Matières solides..........	100 00

Le suc gastrique se produit pendant la digestion ; et son activité ne persiste qu'autant qu'il est acide.

HCl LIBRE. — Pour constater la présence de l'acide chlorhydrique libre, on se sert de papiers réactifs spéciaux, on ne peut employer le papier tournesol qui vire avec tous les acides.

Papiers réactifs. — 1º Tremper de petits morceaux de papier filtre blanc dans une solution saturée à chaud de tropéoline, faire sécher. L'acide chlorhydrique donne une couleur rouge cramoisi, puis rose. L'acide carbonique, les carbonates et les autres sels n'ont aucune action.

2º On peut préparer un autre papier réactif avec une solution concentrée de violet de méthyle qui passe au bleu sous l'influence de l'acide chlorhydrique libre.

Employer dans le même but le réactif de Gunsbourg (phloroglucine 2 parties, vanilline 1 partie, alcool 30 parties), qui devient rouge cramoisi quand il est chauffé avec un liquide renfermant des traces d'acide chlorhydrique.

ANALYSE. — Pour doser l'acidité totale employer le procédé acidimétrique déjà décrit ; il faut opérer sur du suc frais, le suc gastrique se décompose en effet facilement, grâce à la pepsine et à la peptone.

Le suc gastrique doit être filtré avant son analyse, pour le séparer des matières solides alimentaires. D'autre part, comme il est assez visqueux, il est bon d'ajouter une quantité d'eau connue. Cette dernière, en lavant le filtre, entraînera le peu qui pourrait y adhérer.

Pour y démontrer la présence des peptones, ajouter au suc préalablement alcalinisé quelques gouttes de solution de sulfate de cuivre, il se produit une coloration rose ou rouge, suivant la quantité de peptone.

Afin d'obtenir le suc gastrique, il faut en provoquer d'abord la formation par une dose alimentaire imagi-

née par Ewald et nommée *repas d'épreuve* d'Ewald
(60 grammes pain blanc rassis et 250 grammes d'in-
fusion de thé). M. Gautrelet substitue avec raison du
biscuit de troupe au pain, car le biscuit ne contient pas
de sel qui vient ainsi augmenter la proportion des
chlorures.

Pour extraire le suc gastrique en vue d'une analyse
on se sert d'une sonde stomacale.

L'eau iodée décèlera l'érythrodextrine (produits
amyloïdes), il y a alors corolation en brun.

Si le suc gastrique précipite une solution concentrée
d'acétate de magnésie, cela indiquera la présence de
l'acide lactique.

Physiologie.— 100 grammes de suc doivent, d'après
Lehman, dissoudre au moins 4 grammes d'albumine.
MM. Boas et Ewald pensent que dans la première
phase de la digestion il y aurait formation d'acide
lactique ; puis c'est l'acide chlorhydrique qui persiste-
rait seul. Dans ce cas, l'acide chlorhydrique proviendrait du déplacement des chlorures par l'acide
lactique.

Actuellement, tous les chimistes sont d'accord pour
reconnaître que dans le suc gastrique normal, on ne
rencontre, en fait d'acide libre, que l'acide chlorhydrique.

Le bicarbonate de soude donné une heure avant le
repas excite la sécrétion du suc gastrique ; au moment
du repas, il suspend la sécrétion de la pepsine (Lino-
sier et Lemoine). Le suc gastrique sous l'inflence de
la pepsine en présence de HCl transforme les aliments
azotés (albumine, gluten, caséine, fibrine) en *peptones*
dialysables et assimilables. De même que la pepsine a

agi sur les albuminoïdes, de même l'acide chlorhydrique décomposera les minéraux.

Le chlorure de sodium augmente le pouvoir digestif du suc. Le chloroforme augmente la quantité du suc gastrique et son acidité, il favorise par suite son pouvoir digestif.

Quand l'acidité de HCl est élevée, il y a hyperchlorhydrie ; lorsque le suc gastrique est alcalin, il y a hypochlorhydrie. La quantité du suc sécrétée est d'environ le quinzième du poids du corps.

Pathologie. — Il y a diminution notable ou absence de HCl dans le cancer et le catarrhe de l'estomac, la gastrique chronique, quelquefois dans l'ulcère et dans les dyspepsies nerveuses. Dans le cas où le suc est *achlorhydrique* ou *apeptique*, la digestion peut se maintenir quelque temps bonne ; alors le rôle digestif est rempli par l'intestin.

Pepsine. — Principe albuminoïde azoté du suc gastrique qui, à l'aide de HCl du suc, effectue la digestion stomacale ; l'alcool la précipite de sa solution ainsi que le tannin, la créosote, les sels de fer. La pepsine agit sur les substances protéiques, qu'elle transforme, comme nous l'avons déjà vu, en peptones dans un milieu acide.

On obtient la pepsine en traitant le suc gastrique par l'alcool, qui la précipite, on la fait sécher à la température de 40°. C'est une poudre blanche, soluble dans l'eau, à odeur analogue à celle de la présure, 1 gramme de pepsine dissout 6 grammes de fibrine.

Pour contrôler les variations de digestibilité sous l'influence de HCl et de la pepsine en diverses proportions, on peut faire *in vitro* des digestions artificielles à la température de 39° environ.

CHAPITRE XIII

Suc pancréatique.

C'est le liquide du pancréas ; incolore, filant comme du sirop, salé, inodore à l'état normal, à réaction *alcaline*. Il coule lentement par de grosses gouttes perlées et devient mousseux par agitation. Il est sécrété pendant la digestion seulement. Coagulable par la chaleur, le tannin ; les acides énergiques (chlorhydrique) et l'alcool le précipitent. Les acides faibles (acétique et lactique) n'ont aucune action. Sa densité est comprise entre 1.008 et 1.010.

Le suc pancréatique contient : de l'albumine, du chlorure de sodium, du carbonate de soude, du phosphate de chaux et un ferment spécial, la *pancréatine*. Le pancréas humain élimine en moyenne 9 grammes par heure de suc pancréatique. Le suc pancréatique s'altère rapidement, au-dessus de 10°, par suite de la décomposition de la pancréatine ; alors il n'est plus coagulable par la chaleur.

Quand on laisse tomber goutte à goutte du suc pancréatique dans de l'acide nitrique, il se forme un précipité granuleux jaune, qui devient ensuite orangé.

Pancréatine. — C'est le principe actif du pancréas,

mélange de trois ferments dont l'action se produit en milieu alcalin. La pancréatine a par suite triple action.

1º Elle dédouble en solubilisant certaines substances albuminoïdes.

2º Elle transforme les féculents en dextrine puis en glycose.

3º Elle saponifie et émulsionne les corps gras pour les rendre assimilables ; l'émulsion persiste quelque temps.

La pancréatine à l'état naturel est liquide, coagulable aussi par la chaleur et l'alcool ; le précipité alcoolique se redissout dans l'eau, ce qui le distingue de la caséine. La solution de pancréatine en voie d'altération rougit par le chlore. Plus tard, alors que l'altération est plus avancée, l'acide azotique nitreux la colore en rouge à son tour. A ce moment la pancréatine doit contenir de l'indol. 0 gr. 10 de pancréatine saccharifient 5 grammes d'amidon et changent 5 grammes de fibrine en peptone.

Le suc pancréatique contient 9 pour mille de matières minérales.

Composition du suc pancréatique.

	gr.
Eau	94.00
Chlorure sodium	5.00
Phosphates	0.30
Pancréatine	50.00

CHAPITRE XIV

Leucomaïnes.

Ce sont des bases organiques qui se forment dans les tissus de l'homme vivant, aussi bien en état de santé qu'en cas de maladies. Ce nom leur a été donné par M. A. Gauthier ; les leucomaïnes sont les produits du dédoublement des matières albuminoïdes. D'après M. Bouchard, l'organisme est un réceptacle et un laboratoire de poisons (toxines, microbes). Le foie retient et détruit ceux qui ne sont pas éliminés. La plus grande partie de ces changements éprouvés dans l'organisme vivant sont encore peu connus.

Les leucomaïnes augmentent dans la plupart des maladies infectieuses ; la majeure partie se forment dans l'intestin. Leur présence devient surtout nuisible dans les cas d'urémie ; car, forcément, elles passent dans l'appareil circulatoire sans pouvoir être éliminées par les reins.

MM. Bouchard et Villiers en ont trouvé dans la rougeole, la diphtérie, la pneumonie et l'ictère grave.

Les principales leucomaïnes connues sont : la *créatine*, *créatinine*, la *carnine*, la *choline*. Les *venins* des serpents sont des leucomaïnes.

Griffith a trouvé une leucomaïne dans l'urine des eczémateux, c'est une poudre blanche cristalline qu'il a nommée *eczémine*.

M. A. Gauthier isole les leucomaïnes de la manière suivante :

Traiter les substances à chaud par l'acide oxalique ; séparer la graisse par décantation, la liqueur filtrée est distillée dans le vide. Saturer par la chaux le produit de cette première distillation ; filtrer et distiller de nouveau dans le vide en recevant les substances distillées dans de l'acide sulfurique très dilué. On évapore et on reprend par l'alcool, qui dissout les sulfates alcaloïdiques. La solution alcoolique est évaporée ; le résidu repris par l'eau est traité par la potasse caustique, enfin épuisé par le chloroforme et l'éther, d'où on séparera la leucomaïne par évaporation.

Recherche. — Le réactif Jacks donne une fluorescence verte avec les leucomaïnes.

Réactif : Iodure, potassium, 10 grammes. — Iode, 5 grammes. — Eau, 10 grammes.

Créatine $C^4H^9Az^3O^2$.

Se trouve dans le tissu musculaire de tous les animaux (1,25 à 2,25 p. 1000) dans le cerveau, dans le sang, dans les exsudats, pas dans les urines.

Propriétés. — Corps blanc, cristallisé en prismes rhomboïdaux, soluble dans 74 parties d'eau froide, insoluble dans l'alcool et l'éther. Chauffée au-dessus de 100°, elle se décompose. Réaction neutre ; se combine avec des acides.

Physiologie. — On ne connaît pas le rôle physiologique de la créatine ; c'est un produit de désassimilation des matières albuminoïdes. Elle passe dans les urines en se transformant en créatinine. On l'extrait de la viande traitée par l'eau froide et l'eau de baryte.

CHAPITRE XV

Bile.

C'est une humeur sécrétée par le foie ; liquide, amère, jaune verdâtre. La bile est *alcaline* pendant la digestion et *acide* dans les intervalles. Elle se mélange à l'eau qu'elle rend mousseuse ; sa densité est de 1.020 à 1.026.

La bile en solution alcaline ou neutre exposée à l'air et à la lumière, de jaune devient verte. Sa saveur est amère, son odeur spéciale. Elle se putréfie facilement au contact de l'air. L'alcool à 80° précipite le mucus et l'épithélium.

Les principaux pigments sont la *bilirubine* et la *bi-liverdine.*

BILIRUBINE. — Elle provient de l'hématine par réduction, c'est un produit de désassimilation du sang. Elle cristallise en primes ortorhombiques, couleur orange, insolubles dans l'eau, très peu solubles dans l'alcool ; *soluble dans le chloroforme*, le sulfure de carbone, la benzine, les huiles grasses. Elle se dissout dans les liquides alcalins et leur communique sa couleur.

BILIVERDINE. — C'est la bilirubine altérée et devenue verdâtre. La solution alcaline de la bilirubine fixe l'oxygène et se transforme en biliverdine. On peut activer cette formation avec un bioxyde, celui de sodium par exemple. La biliverdine est *soluble dans l'éther* et dans l'alcool bouillant. Elle se dissout aussi dans les alcalis caustiques, d'où elle est précipitée par les acides. Elle tourne avec l'acide azotique à une couleur verte plus foncée.

UROBILINE. — Sous l'influence d'actions réductrices la bilirubine se transforme en *urobiline*. Physiologiquement, cette transformation se fait dans l'intestin et enfin dans les reins qui la dialysent. L'urobiline est donc le dernier terme des transformations subies par les globules sanguins. Au point de vue chimique, l'urobiline est de l'*hydro-bilirubine*.

Cholate de soude. — Ce sel entre pour une grande part dans les matières solides de la bile ; on le nomme encore glycocholate de soude ; il cristallise en aiguilles rayonnantes, d'un beau blanc. Il se dissout dans l'eau ; insoluble dans l'éther et le chloroforme ; il faut déplacer par l'acide chlorhydrique pour que la dissolution du pigment se produise.

Composition de la bile (Robson).

	gr
Eau	982 00
Matières solides	18 00
Cholate de soude	7 50
Savons sodiques	1 00
Cholestérine	0 45
Sels minéraux	7 60
Chlorure de sodium	5 00
Phosphates	20 60

Recherche. — Pour la recherche de la bile dans les liquides organiques, voir *bile dans l'urine*. En ce qui concerne le sang, il faut faire l'opération sur le sérum.

Physiologie-Pathologie. — Dans l'ictère, la bile

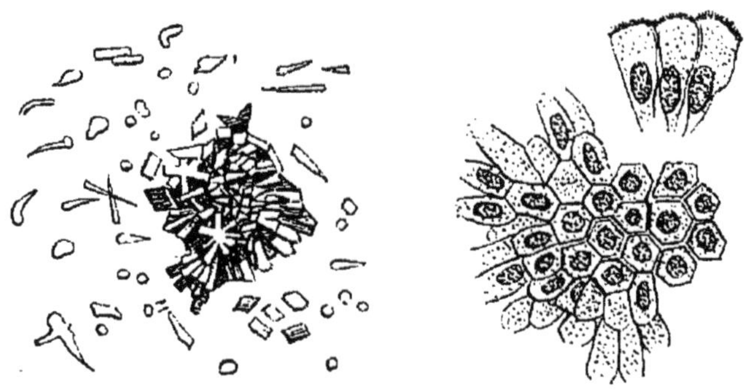

Fig. 32. — Cellules et cristaux de la bile.

passe dans le sang qu'elle colore et donne à la peau et aux yeux cet aspect jaune. La présence de la bile dans le sang provient généralement d'une stase biliaire. La recherche de la bile n'a pas une importance clinique bien grande depuis que l'on confond l'ictère hépatique avec l'ictère hématogène.

Les éléments de la bile se décomposent en grande partie dans le sang. Enfin on rencontre la bile dans la cirrhose hépathique. Elle émulsionne les corps gras et élimine les toxines.

La quantité produite dans les 24 heures est comprise entre 600 grammes à 1 kilogramme.

Examen microscopique. — Au microscope on rencontre dans la bile des gouttelettes d'huile d'un jaune verdâtre ; des cellules d'épithélium prismatique.

Parmi les corps qui se produisent par la décomposition on trouve la cholestérine. Elle ne possède des éléments anatomiques que quand elle a fait séjour dans
la vésicule biliaire.

Les débris cellulaires que contient la bile proviennent du revêtement épithélial de la vésicule. Outre les
cellules épithéliales, on y rencontre encore des cris
taux de bilirubine, de glycocholate de soude, d'acides
gras ; enfin des tables de cholestérine nageant dans le
mucus.

La bile normale physiologique est privée de microor-
ganismes.

PLANCHE 1

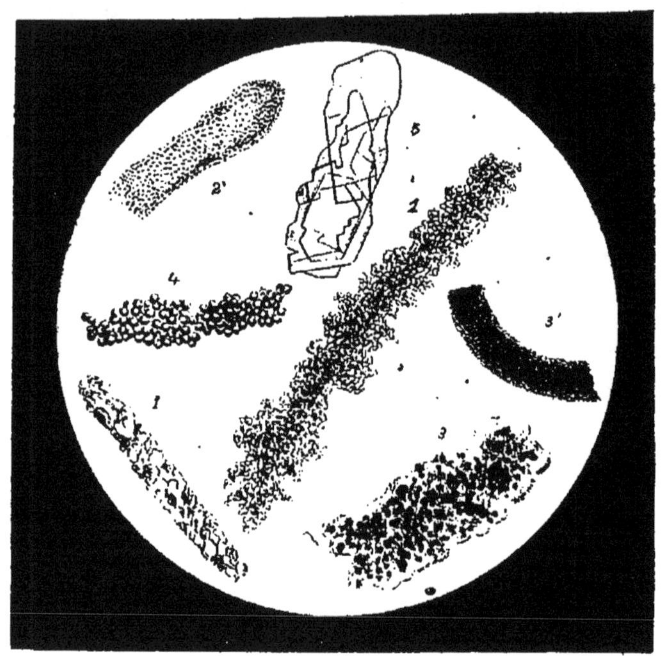

Pseudo-cylindres : (*Peyer*, atlas de micr. clinique).

1. Cylindre d'urate de soude.
2. Cylindre de bactéries.
3. Cylindre de pigment.
4. Cylindre d'acide urique.
5. Cylindre de cholestérine.

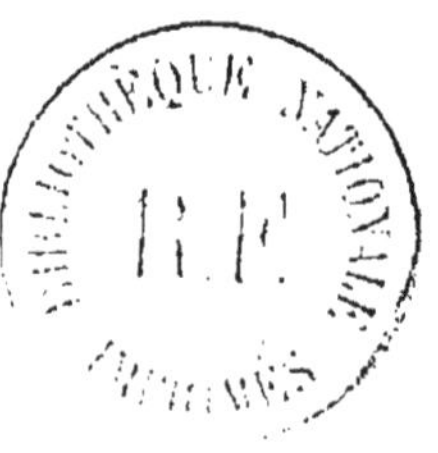

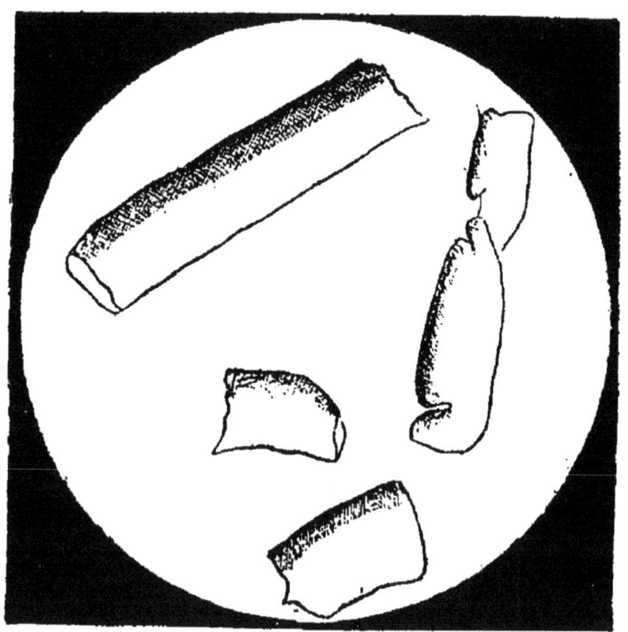

Cylindres amyloïdes.

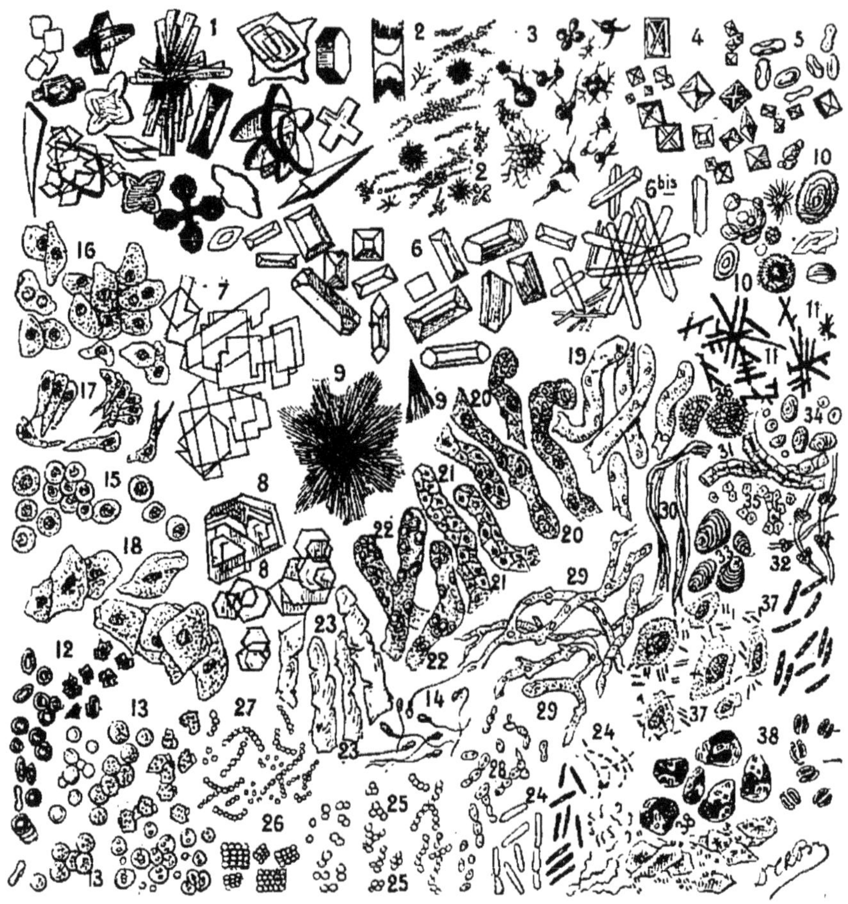

Les sédiments urinaires (Blarez l'urine).

1. Cristaux d'acide urique.
2. Urate de soude.
3. Urate d'ammoniaque.
4. Cristaux d'oxalate de chaux.
5. Carbonate de chaux.
6. Phosphate ammoniaco-magnésien.
7. Cholestérine.
8. Cystine.
9. Tyrosine.
10. Leucine.
11. Phosphate bicalcique.
12. Globules de sang.
13. Globules de pus.
14. Spermatozoïdes.
15. Cellules du rein (canalicules).
16. Cellules de la vessie.
17. Cellules du bassinet.
18. Cellules du vagin.
19. Cylindres hyalins.
20. Cylindres graisseux.
21. Cylindres granuleux.
22. Cylindres granulo-graisseux.
23. Cylindres cireux.

TABLE ALPHABÉTIQUE

IMPRIMERIE F. DEVERDUN, BUZANÇAIS (INDRE)

A. MALOINE, ÉDITEUR
25-27, RUE DE L'ÉCOLE-DE-MÉDECINE, 25-27

BERDAL. — **Traité pratique des maladies vénériennes.** 2ᵉ édit.
Préface du Dᴿ Tenneson, 2 vol. in-8 avec fig. et planches.   25 fr.   »
BERDAL. — **Nouveaux Éléments d'histologie normale.** 6ᵉ édit.
in-18, 1903, avec 441 fig........   ....   8 fr.   »
HUCHARD et FIESSINGER. — **Clinique thérapeutique du praticien.** In-8, 1907...............   8 fr.   »
METCHNIKOFF.— **Essais optimistes.** In-8, 1907, avec fig.   6 fr.   »
ICARD. — **Le signe de la mort réelle en l'absence du médecin.**
La constatation et le certificat automatiques des décès à la campagne.
In-12, avec fig...............   4 fr.   »

Bibliothèque de l'Etudiant en pharmacie
publiée sous la direction du Dᴿ HUGOUNENQ

Précis de Zoologie médicale, par le Dᴿ Verdun. Un vol. in-18. avec
423 fig...............   7 fr.   »
Précis de Pharmacie chimique. par le Dᴿ F. Crolas, professeur,
et le Dᴿ Moreau, professeur agrégé à la Faculté de Lyon. Un vol.
in-18, de 900 pages. cartonné, 2ᵉ édit...............   7 fr. 50
Précis de Chimie analytique. par le Dᴿ Denigès, professeur de chimie biologique à l'Université de Bordeaux. Un vol. in-18 de 850 pages.
150 fig., cartonné. 2ᵉ édit...............   8 fr.   »
Précis de Microbie et de Technique bactérioscopique. par le
Dᴿ Roux, professeur agrégé à la Faculté de médecine de Lyon. directeur du Bureau d'hygiène. Un vol. in-18 de 550 pages, 110 fig.,
1 planche en couleurs, cartonné...............   8 fr.   »
Précis d'Hydrologie et de Minéralogie. par le Dᴿ Jadin, professeur
à l'Ecole supérieure de pharmacie de Montpellier. Un vol. in-18 de
500 pages, 50 dessins, 8 cartes, cartonné...............   6 fr.   »
Précis de Chimie minérale. par le Dᴿ Sambuc. professeur agrégé à
la Faculté de médecine de Lyon. Un vol. in-18 de 1.000 pages.
184 fig., cartonné...............   6 fr   »
Précis de Pharmacie galénique, par le Dᴿ Gérard, professeur à la
Faculté de Lille. Un vol. in-18 de 513 pages, cartonné...   6 fr.   »
Précis de Législation pharmaceutique, par P. Coutant. docteur en
droit, greffier à la Cour de cassation. lauréat de l'Académie française. Un vol. in-18 de 407 pages...............   6 fr.   »
Précis de Manipulations de pharmacie, par le Dᴿ Gérard. professeur à la Faculté de médecine de Lille. Un vol. in-18 de 321 pages.
cartonné...............   6 fr.   »
Précis de Matière médicale. par le Dᴿ L. Planchon, professeur à
la Faculté de Montpellier. 2 vol. in-18...............   15 fr.   »
Précis de Toxicologie. par le Dᴿ Fonzes-Diacon. professeur à l'Ecole supérieure de pharmacie de Montpellier. Un vol. in-18 de
420 pages. cartonné...............   6 fr.   »
Précis de Botanique pharmaceutique. par le Dᴿ Beille, docteur ès
sciences. professeur agrégé à la Faculté de Bordeaux. Tome I. Un
vol. in-18. de 590 pages. 375 fig., cartonné...............   6 fr.   »
Précis de Physique appliquée à la pharmacie, par le Dᴿ Sigalas.
In-18, 1905, avec 423 fig. 2ᵉ édit...............   8 fr.   »

---

www.ingramcontent.com/pod-product-compliance
Ingram Content Group UK Ltd.
Pitfield, Milton Keynes, MK11 3LW, UK
UKHW021926070726
13614UKWH00001B/269